DE

L'ECZÉMA PILARE

DE LA LÈVRE SUPÉRIEURE

PAR

Raoul KINZELBACH,

Docteur en médecine de la Faculté de Paris,
Ancien externe des hôpitaux de Paris
et de l'hôpital Saint-Louis.

PARIS
A. PARENT, IMPRIMEUR DE LA FACULTE DE MÉDECINE
29-31, RUE MONSIEUR-LE-PRINCE, 29-31.

1879

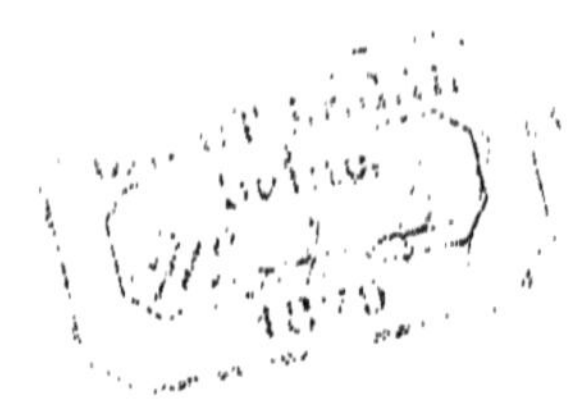

DE

L'ECZÉMA PILARE

DE LA LÈVRE SUPÉRIEURE

DE

L'ECZÉMA PILARE

DE LA LÈVRE SUPÉRIEURE

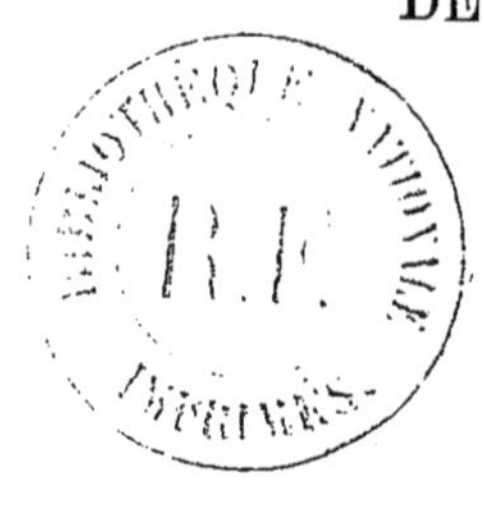

PAR

Raoul KINZELBACH,

Docteur en médecine de la Faculté de Paris,
Ancien externe des hôpitaux de Paris
et de l'hôpital Saint-Louis.

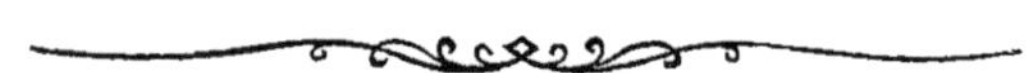

PARIS
A. PARENT, IMPRIMEUR DE LA FACULTÉ DE MÉDECINE
29-31, RUE MONSIEUR-LE-PRINCE, 29-31.

1879

A LA MÉMOIRE DE MON PÈRE

A MA MÈRE ET A MON BEAU-PÈRE

A MA SŒUR

A MES PARENTS ET A MES AMIS

A MES MAITRES DANS LES HOPITAUX DE PARIS

M. LE DOCTEUR B. ANGER

Chirurgien à l'hôpital Saint-Antoine

M. LE DOCTEUR MESNET

Médecin à l'hôpital Saint-Antoine

M. LE DOCTEUR CADET-GASSICOURT

Médecin à l'hôpital Sainte-Eugénie

M. LE DOCTEUR LEDENTU

Chirurgien à l'hôpital Saint-Louis

M. LE DOCTEUR ERNEST BESNIER

Médecin à l'hôpital Saint-Louis

A M. LE DOCTEUR GÉRIN-ROSE

Médecin à l'hôpital Ténon.

A MON PRÉSIDENT DE THÈSE

M. LE PROFESSEUR PARROT

DE L'ECZÉMA PILARE

DE LA LÈVRE SUPÉRIEURE

AVANT-PROPOS

L'affection qui est l'objet de cette étude, avait été particulièrement désignée à notre attention, dès le début de notre externat à l'hôpital Saint-Louis, par M. le Dr Ernest Besnier, qui saisissait avec soin toutes les occasions de nous la faire observer dans tous ses détails, en nous avertissant que nous en chercherions en vain la description vraie, la conception exacte et la thérapeutique précise, dans les traités de pathologie cutanée. Il ne nous a pas été difficile, en parcourant nous-même les diverses publications dermatologiques de la France et de l'étranger, de reconnaître la vérité des propositions de notre maître.

Cela ne veut pas dire que divers auteurs n'aient pas donné une description plus ou moins vraie de l'*eczéma pilare de la lèvre supérieure* (eczéma récidivant de la lèvre supérieure de M. Ernest Besnier). M. Devergie, par exemple, et M. le professeur Hardy, M. le professeur Hébra, de Vienne, ont en réalité retracé cette affection sous le nom d'*impetigo*, d'*eczéma sycosiformes ;* mais aucun de ces éminents observateurs n'a donné à son étude dermatologique, une étendue qui soit en rapport avec son importance clinique et sa grande fréquence ; aucun d'eux enfin n'a abordé la question du rôle pathogénique joué dans son développement par l'état constitutionnel des sujets atteints ; partant, aucun n'a pu en former une thérapeutique vraiment médicale.

D'autres auteurs, tout en donnant des descriptions, en réalité exactes, ou bien en tenant compte de la *nature* de l'affection qu'ils observaient, ont aussi fourni d'importantes contributions à l'histoire de l'eczéma de la lèvre supérieure; mais ils ne se sont pas astreints à ne faire usage que de dénominations exactes, et ils ont conservé le terme de sycosis, lequel en dermatologie exacte, doit être réservé pour des états pathologiques d'un genre absolument différent.

Bazin, par exemple, a eu presque toujours raison d'ajouter le qualificatif « arthritique » à la lésion ; mais il a jeté une grande obscurité sur ce point de dermatologie, en se servant du terme de *sycosis*, et l'on peut en outre lui reprocher d'avoir ainsi introduit dans la science une confusion plus grande encore par ce fait que, pour beaucoup de médecins, la désignation de sycosis était devenue, bien à tort, synonyme d'affection *parasitaire*.

C'est en nous appuyant exclusivement sur les faits que nous avons observés nous-même, pendant plus d'une année à l'hôpital Saint-Louis, que nous allons essayer de justifier les propositions critiques que nous venons de formuler.

Ces faits d'eczéma de la lèvre supérieure sont nombreux et nous en donnerons la relation succincte à la fin de cette étude.

C'est pour nous un devoir, avant de l'aborder, de remercier notre excellent maître, de sa bienveillance à notre égard. Et nous le prions de ne considérer que comme une faible expression de notre reconnaissance, l'hommage que nous lui offrons de notre modeste travail.

DEFINITION. — HISTORIQUE

Sans vouloir donner, à l'occasion d'une variété, la définition encore irréalisable dans son entier du genre, il nous suffira, pour les besoins de notre sujet, de rappeler que l'eczéma est une dermite superficielle, diffuse, particulièrement caractérisée par de l'hyperémie, des vésicules petites et agminées, formées du soulèvement de la couche cornée par un liquide transparent au début, éphémères, laissant échapper par leur rupture un liquide qui se concrète sous forme de croûtes, lequel trouve aussi issue au dehors, soit par des perforations, soit par des éraillures multipliées de la lame cornée; puis à la période terminale par une desquamation écailleuse ou furfuracée qui persiste plus ou moins longtemps.

Si à côté de cette définition sommaire nous plaçons l'exposé donné par Bazin des caractères du sycosis :

« Une affection des follicules pileux, caractérisée par l'existence de pustules siégeant à la base des poils, précédées ou suivies d'une *induration* qui ne dépasse pas ordinairement les téguments, mais peut occuper le tissu cellulaire sous-cutané. »

Nous aurons par ce seul rapprochement indiqué déjà, ce que nous démontrerons surabondamment plus loin, à savoir qu'on ne pourrait plus longtemps tolérer la confusion de mots qui a été si fâcheuse en se transportant dans les choses et en généralisant dans la pratique d'un grand nombre de médecins les plus détestables méthodes de traitement.

Nous n'essayerons pas de retrouver les traces certaines de l'affection que nous voulons décrire, dans les auteurs anciens; elle ne pouvait pas, avant l'époque Willanique, ne pas être englobée dans les Mentagres, lesquelles comprenaient elles-mêmes, les affections les plus disparates.

Depuis l'époque Willanique jusqu'à nos jours, c'est au milieu des observations et des descriptions, de la Mentagre, du sycosis, de la tricophytie et des eczémas et impetigos pilaires qu'il faut aller chercher les faits comparables à ceux que nous étudions.

C'est dans la première partie de ce siècle que la question spéciale du *siége* de l'affection *à la lèvre supérieure* commence à être traitée.

Quelques auteurs avec Rayer, Cazenave et Schœdel disent que le « sycosis » peut être borné à la lèvre supérieure, constitué alors par plusieurs pustules agglomérées sur cette partie, donnant naissance à une croûte noirâtre, épaisse, souvent remarquable par la saillie qu'elle fait en avant. La durée varie avec les individus : quelquefois il persiste indéfiniment, malgré le traitement « le mieux approprié ».

Ces auteurs signalent en outre le fait important des *récidives* sur lequel nous aurons lieu d'insister, et qui ont paru assez caractéristiques à M. Ernest Besnier pour lui faire ajouter, dans ses cours, la dénomination d'*eczéma récidivant de la lèvre supérieure*, pour désigner cette variété d'eczéma pilare.

Rayer et Erasmus Wilson, ajoutent avec grande raison, que cette affection *n'est pas contagieuse*.

Enfin Bazin, dans ses leçons sur les maladies de la peau,

décrit un « sycosis ou mentagre » arthritique, dont le siége de prédilection est la lèvre supérieure, qu'il distingue nettement des autres sycosis, et qui n'est autre que notre eczéma pilaire de la lèvre supérieure.

C'est encore cette affection que M. Devergie et M. le professeur Hardy décrivent sous le nom d'impétigo à forme sycosique. Pour ces savants auteurs, l'*impetigo sycosiforme* est une affection siégeant au milieu de la lèvre supérieure, au-dessous de la sous-cloison du nez : elle est caractérisée par l'éruption dans la barbe d'une multitude de petites vésico-pustules isolées, arrondies, d'une durée éphémère, sans base indurée, du volume d'une tête d'épingle; en même temps on en voit apparaître 8 ou 10 dans la partie inférieure du visage, mais toujours discrètes et isolées.

Elles durent trois à cinq jours, puis se rompent et sont remplacées par des croûtes, et il peut y avoir ainsi une succession de vésico-pustules et de croûtes qui prolongent la maladie des années. L'affection manque des caractères fondamentaux du sycosis : inflammation et induration du tissu cellulaire sous-cutané, chute ou faible adhérence des poils.

M. Devergie signale deux variétés de cette forme morbide ; l'une lymphatique et scrofuleuse; l'autre, dont il n'indique pas l'origine, mais qui ne peut être que celui d'origine arthritique.

Nous voilà déjà plus près de l'eczéma pilaire, mais que de détails à y ajouter encore pour en faire un tout complet.

Enfin, deux savants professeurs de dermatologie à l'école de Vienne consacrent dans la partie de leur ouvrage où ils traitent de l'eczéma de la face quelques lignes spéciales à celui de la lèvre supérieure.

Neumann écrit que l'eczéma de la barbe est une affection très-fréquente et très-désagréable. La partie malade est rouge, gonflée et suintante; si l'affection existe depuis longtemps, elle est couverte de croûtes, Au point d'émergence des poils on voit des pustules petites et plates ; il existe aussi des infiltrations. Les poils qu'on arrache sont gonflés dans leur gaîne et imbibés de pus. Ces apparences sont celles du sycosis dont il diffère en ce qu'il se répand toujours sur les parties environnantes, joues, cou, et ne reste pas circonscrit, tandis que le sycosis ne se répand que dans les parties où il y a des poils.

Hebra, au chapitre Eczéma de la face, s'arrête un instant sur celui qui atteint les parties velues : il lui donne le nom d'*eczéma sycosiforme.* Semblable à celui du cuir chevelu, mais avec moins de développement, il est vésiculeux. Les croûtes jaunes, verdâtres ou brunes, sont très-adhérentes, et après leur chute on voit une surface rouge, humide ou squameuse. Après une certaine durée, le processus s'étend plus profondément, affecte les follicules pileux comme le sycosis.

Tel est l'état de la question actuellement, telles sont les briêves descriptions qui en ont été données jusqu'à aujourd'hui.

Nous n'entreprendrons pas de discuter pas à pas ces diverses opinions, ainsi que ces nombreuses variétés d'interprétation. Le développement du sujet les réduira, nous l'espérons, en une seule qui répondra au nom d'eczéma pilare sans autre qualificatif.

NATURE DE L'ECZÉMA PILARE DE LA LÈVRE SUPÉRIEURE.

Si l'affection que nous étudions est un eczéma, quelle est sa nature? Est-ce une affection accidentelle, naissant sous les influences locales, chez tous les individus indifféremment; ou au contraire ces influences ne la produisent-elles que dans certaines conditions de prédisposition individuelle morbide? C'est là un point que nous voulons au moins indiquer.

En effet, si l'éruption eczémateuse est une dans ses diverses manifestations; si elle parcourt ses trois mêmes périodes chez tous les sujets, elle n'en offre pas moins une très-grande variété et d'aspect et de siége et de marche, suivant qu'elle est artificielle ou qu'elle apparaît comme manifestation de l'une des quatre grandes maladies constutionnelles si admirablement distinguées et décrites par Bazin.

De là, deux espèces d'eczéma : l'une de cause externe, l'autre de cause interne.

Le premier, provoqué directement par l'action sur la peau de substances irritantes, ou encore par l'existence de parasites, s'observe à tout âge, dans les deux sexes, surtout chez les individus à peau fine et délicate. Il a pour principaux caractères une inflammation plus franche, une marche plus rapide, et sa tendance à la guérison sous l'influence des moyens les plus simples.

L'eczéma de cause interne présente quatre variétés, suivant qu'il naît sous l'influence de la syphilis, de la scrofule, de l'herpétis ou de l'arthritis.

Si ces quatres manifestations varient sur plusieurs points, elles ont au moins toutes ceci de commun que, dans leur production, la cause provocatrice n'est efficace qu'en raison de la constitution spéciale du sujet.

L'eczéma vraiment lié à la *syphilis* a été contesté, et, au moins, est contestable ; il n'y a pas lieu de s'en préoccuper ici. C'est seulement à propos du diagnostic différentiel, et à l'occasion d'autres altérations de l'eczéma, que nous aurons à faire intervenir cette maladie constitutionnelle.

L'eczéma *scrofuleux* apparaît dans l'enfance; on le rencontre aussi dans l'âge adulte ; il siége ordinairement à la face, à la partie postérieure des oreilles, à la lèvre supérieure, au cuir chevelu. Il présente un suintement abondant de liquide qui se concrète en croûtes jaunâtres et épaisses. Il existe en même temps des engorgements ganlionnaires , des ophthalmies, etc. Il offre peu de prurit.

L'eczéma *herpétique* se montre dans l'âge adulte. Il débute en général par les parties où la peau est fine : pli des jarrets, du coude, etc.; se présente sous la forme de plaques larges, d'une coloration rosée, à sécrétion séreuse très-abondante, à démangeaison vive ; il offre une symétrie remarquable, une grande tendance à s'étendre.

L'eczéma *arthritique* apparaît aussi dans l'âge adulte. Il siége au front, aux lèvres, surtout à la lèvre supérieure, à la nuque, au dos des mains, des pieds, etc. Il se présente sous la forme de plaques nummulaires, circonscrites, peu étendues, de couleur rouge foncée ou violacée. Autour, existent souvent de petites varicosités. Il offre une démangeaison assez vive, sous forme de picotements. Il n'a aucune symétrie; il est au contraire remarquable par sa fixité dans certaines régions où il se montre pendant des mois, des années, sans s'étendre ni diminuer.

Enfin l'eczéma peut se montrer comme affection complexe ; tel est l'*eczéma impétigineux* des scrofuleux. Débutant par le cuir chevelu, il ne tarde pas à envahir les diverses régions de la face, oreilles, joues, lèvres, etc. Il se présente sous forme de vésico pustules ou de pustules, d'une courte durée, dont le liquide se concrète en croûtes jaunâtres ou verdâtres, molles, humides, d'une odeur fade; sur ces croûtes se voient des fissures d'où s'écoule un liquide séro-purulent ou purulent qui se concrète à son tour.

Au-dessous les surfaces sont rouges, exulcérées. Le tissu cellulaire sous-jacent devient souvent le siége d'abcès. En même temps il existe des engorgements ganglionnaires.

De ces nombreuses variétés d'eczéma deux seulement se rencontrent à la lèvre supérieure : l'arthritique et la scrofuleuse.

Mais cette dernière est en général moins nette, plus souvent accompagnée d'autres manifestations.

La première, au contraire, est réellement l'eczéma pilare par excellence; elle est de beaucoup plus fréquente que l'autre. Aussi est-ce à celle-ci que nous consacrons presque uniquement notre étude; c'est d'elle surtout que nous nous occupons dans notre description.

Toutefois, l'arthritisme de l'adulte, ainsi que le montre si fréquemment M. Ernest Besnier dans ses leçons cliniques, est dans un grand nombre de cas précédé de la scrofule de l'enfance et de la jeunesse (obs. I), et il reste parfois assez difficile de déterminer la nature arthritique ou scrofuleuse de l'affection cutanée actuelle; il est bon de tenir compte de cette observation au point de vue de l'institution exacte des indications thérapeutiques.

ETIOLOGIE.

L'eczéma pilare de la lèvre supérieure, il est inutile de le faire remarquer, appartient de fait aux adultes et au sexe masculin ; on ne l'observe et on ne peut l'observer ni chez la femme (1) ni chez l'enfant.

On peut le rencontrer depuis la jeunesse jusque dans le cours de la vieillesse.

Il se montre en tout temps, mais de préférence aux époques où se produisent les variations atmosphériques dues aux changements de saison, au commencement du

(1) Il nous a été donné dernièrement de voir, ce qui est assez rare, un cas d'eczéma de l'orifice nasal chez la femme adulte. Le sujet observé était une jeune fille de 25 ans, à antécédents et à état actuel manifestement scrofuleux. Très-sujette aux coryzas, elle avait le nez aplati à la racine. Elle était atteinte d'ozène depuis un an, et les narines présentaient un écoulement très-abondant, sous l'influence duque s'était développée la lésion qui existait chez elle depuis trois semaines lorsqu'elle est venue nous consulter.

A ce moment, l'orifice externe des deux fosses nasales est obstrué par des croûtes assez épaisses, grisâtres ou blanchâtres, très-adhérentes, et remontant dans les narines à une hauteur difficilement appréciable. Ces croûtes occupent tout le pourtour de l'ouverture des narines et ne le dépassent pas sensiblement en bas : leur limite exacte est le point de jonction de la muqueuse avec la peau. Quant à la lèvre supérieure, à part un peu d'érythème, elle est *absolument indemne*. Trois fissures profondes, signe bien caractéristique de l'eczéma, existent, les deux premières aux deux points de jonction des ailes du nez avec la lèvre upérieure ; la troisième dans le sillon naso-labial. Elles présentent un suintement assez abondant, et à leur niveau les croûtes sont le plus épaisses et le plus abondantes.

Il existe, au niveau de la lésion, des démangeaisons très-intenses, sous forme de cuisson, de brûlure. Traitement : Huile de foie de morue, sirop d'iodure de fer; lotions et applications émollientes ; plus tard applications balsamiques ou astringentes (huile de cade ou acide pyrogallique à faible dose.

printemps (obs. II, X, XII, XIII, XIV, XV) et de l'automne (obs. VI, VII).

La malpropreté, la misère peuvent être la cause de son apparition; toutefois les classes supérieures n'en sont pas complétement à l'abri.

Les excès de tout genre, surtout ceux de table, peuvent agir pareillement : certains aliments tels que viandes faisandées, mets épicés, poissons de mer, charcuterie ; certaines boissons telles que, café, thé, liqueurs alcooliques, possèdent réellement une influence morbigène à laquelle sont très-sensibles certains organismes.

Les professions exposant aux veilles, aux fatigues ; celles où les individus sont exposés à l'ardeur d'un feu intense : cuisiniers, boulangers, fondeurs, forgerons, peuvent agir comme cause déterminante. Il en est de même chez les gens qui subissent l'action prolongée du froid, cochers, maçons, tailleurs de pierre, terrassiers (obs. II, III, V, VII).

Enfin, pareil résultat peut être amené chez ceux qui manient des substances irritantes, telles que les produits chimiques et pharmaceutiques ; chez ceux qui, comme les chiffonniers, les cardeurs de matelas, restent longtemps dans un milieu rempli de poussières irritantes.

Mais ce ne sont là que des causes générales, pouvant agir sur toutes les parties exposées et produire de l'eczéma, même en dehors de toute constitution spéciale. Celles qu'il nous reste à examiner sont propres à l'eczéma de la lèvre supérieure. Dans les trois quarts des cas ces causes, absolument topographiques occasionnent l'éruption.

C'est ainsi qu'agit par irritation locale le tabac à priser chez les priseurs de profession ; ainsi de même, le rasoir chez les individus qui se rasent ou surtout se font raser chez le perruquier. Toutefois ici la cause n'agit pas toujours d'une façon identique.

Quelquefois l'origine de l'affection peut être attribuée à une coupure faite par le rasoir, soit net, soit ébréché ; celle-ci ne s'est pas guérie, et à sa suite sont survenus quelques boutons discrets et isolés (obs. I, XI).

Le plus souvent, un petit bouton existait déjà, ayant passé inaperçu, qui aura été, soit coupé (obs. III), soit irrité par l'instrument ; ou encore, ce qui est le cas le plus fréquent, le malade l'a arraché lui-même en se grattant.

Semblable irritation peut encore être due à l'application de pommades, de cosmétiques.

La cause la plus puissante et certainement de beaucoup la plus ordinaire, l'arthitique la rencontre dans les *coryzas* auxquels il est si souvent sujet (obs. I, II, V, VI, VIII, etc.).

Presque toujours, en effet, l'eczéma naît au-dessous des narines, sous l'influence du liquide âcre, à la sécrétion duquel donne lieu cette inflammation muqueuse.

Ces influences diverses et variées que nous venons d'énumérer comme composant l'étiologie de cet eczéma spécial sont loin de produire le même effet chez tous les individus indistinctement. Elles n'en sont que la cause provocatrice, et tous les tempéraments n'y sont pas également sensibles. Toutefois ils sont bien suffisants pour faire sortir de son repos la maladie constitutionnelle.

Alors seulement, en effet, l'irritation déterminera l'apparition ou la réapparition de l'eczéma, et la constitution morbide spéciale aidant, les dernières causes surtout seront efficaces dans la localisation à la lèvre supérieure de cette éruption caractéristique.

Ce que nous venons de passer en revue, a surtout rapport à l'arthritis. Nous pourrions entreprendre une nouvelle énumération pour la scrofule. Nous nous contenterons de dire qu'ici, outre les causes professionnelles, c'est presque toujours à la suite des coryzas. de l'ozène, que se manifeste l'affection.

SIÉGE ANATOMIQUE. — LÉSION PROPRE.

Avant d'indiquer la nature de la lésion, nous allons en étudier le siége anatomique. Il nous suffira pour cela, de passer brièvement en revue les quelques couches dont la réunion forme l'enveloppe cutanée.

Trois plans superposés entrent dans la composition de la peau ; ce sont, de l'extérieur à l'intérieur : l'épiderme, le derme et le tissu cellulaire sous-cutané.

L'épiderme est formé lui-même de trois couches : la couche cornée superficielle, la couche intermédiaire et la couche pigmentée ou réseau de Malpighi.

La première, qui forme avec la deuxième l'épiderme proprement dit, est constituée par la réunion et l'adaptation bord à bord de cellules aplaties, minces et lamelleuses, fournissant la desquamation des diverses affections squameuses; elles est impermeable.

La seconde, formée de cellules en voie de transformation cornée, a très-peu d'adhérence avec les couches supérieure et inférieure. C'est elle qui renferme le liquide des vésicules, des bulles, etc.

La troisième, est de beaucoup la plus importante. Là, nous trouvons une vie cellulaire bien plus active. Cette dernière couche comprend deux étages : supérieur ou réseau de Malpighi, inférieur ou corps germinatif profond.

Ce dernier, formé seulement par un rang de cellules prismatiques, dentelées, est en contact avec le derme. Il renferme des granulations pigmentaires.

Quant au réseau de Malpighi, il contient plusieurs rangs de cellules avec noyau et nucléole : le noyau renferme de la mucosine qui fournit le liquide de l'eczéma, de l'impetigo, etc.

Ici devrait s'arrêter notre description, et nous n'aurions pas besoin de pénétrer plus profondément dans les couches cutanées, si nous n'avions pas surtout en vue de différencier l'eczéma pilare de la lèvre supérieure, d'avec le sycosis arthritique avec lequel Bazin l'a confondu. Ce diagnostic nous amène à nous arrêter un instant à la structure du derme, siége spécial du sycosis, et dont l'altération anatomo-pathologique donne lieu à des signes tout différents.

Le derme, qui forme la charpente de la peau, et se trouve constitué par un feutrage de fibres lamineuses, musculaires et élastiques, présente deux zones, celle des papilles et celle des glandes.

La première renferme un nombre immense de petites éminences coniques, séparées par des dépressions profondes dans lesquelles pénètre l'épiderme : elle est le siége des affections papuleuses et tuberculeuses.

La zone glandulaire contient les glandes sébacées, les glandes sudoripares et les follicules pileux. C'est dans la profondeur et autour de ces derniers que siége le sycosis, véritable péri-adénite pilaire.

Quant au tissu cellulaire sous-cutané, il ne présente, pour ce qui nous occupe, aucun intérêt particulier.

Ainsi donc, le sycosis siége dans la couche la plus profonde du derme, l'eczéma au contraire, non-seulement n'atteint pas ce dernier, mais encore en est séparé par presque toute l'épaisseur de celui-ci. Le premier est donc une *lésion profonde*, le second, une *lésion toute superficielle*. De plus, le sycosis ne tarde pas, dans sa marche rapidement envahissante, à atteindre le tissu cellulaire sous-cutané où il produit des indurations plus ou moins volumineuses autour desquelles se forment des abcès.

L'eczéma, limité aux cellules du réseau de Malpighi, reste très-longtemps confiné à ce niveau et n'atteint le derme qu'à la longue, et encore pas toujours.

Quand, en effet, il lui arrive de s'étendre, il le fait plutôt per contiguum que per continuum; et ce n'est jamais qu'au bout de longues années, qu'après de très-nombreuses récidives, qu'il en arriverait, après avoir atteint le derme, à gagner le follicule pileux et donner lieu à une folliculite : on aurait alors les deux affections réunies.

L'eczéma est une *dermite superficielle*. Ce qui lui donne naissance, ce n'est pas comme le croyaient Cazenave et Bazin, une inflammation des orifices des glandes sudoripares, se propageant à la surface de la peau dont elle occupe bientôt le réseau vasculaire sanguin. C'est une inflammation qui occupe, et telle est aussi l'opinion de M. le professeur Hardy, la couche profonde de l'épiderme ou réseau de Malpighi.

Elle est caractérisée, au début, par la tuméfaction des cellules de cette couche et par l'infiltration séreuse des cellules de la couche supérieure; ainsi est formée la vésicule qui est constituée par une goutte de sérosité proéminant entre les cellules de la couche cornée superficielle. Ces dernières se détruisent bientôt et le corps muqueux, privé ainsi de son enveloppe protectrice, se trouve mis à nu. A ce moment le liquide n'étant plus retenu par rien, atteint facilement la surface cutanée, produisant cette humidité, ce suintement caractéristiques de l'eczéma. Les petites perforations, les petits points rouges que l'on rencontre en si grand nombre sur cette surface érythémateuse, sont constitués par des vésicules rompues, ayant perdu leur enveloppe cornée.

Là se bornent en général les lésions anatomo-pathologiques des premières atteintes et à ces phénomènes morbides, on ne tarde pas à voir succéder bientôt un travail de réparation cellulaire, par suite duquel se reforment de fines couches épidermiques qui ramènent les surfaces malades ad integrum.

Mais après un certain nombre de récidives il n'en est pas ordinairement ainsi.

Alors l'épiderme incomplétement revenu à son état normal, en arrive à présenter une teinte permanente plus foncée, des lignes, des sillons plus profonds ; entre eux existent des saillies plus dures, plus proéminentes, dues à l'hypertrophie des papilles ; au toucher il est rude, sec, cassant.

Le derme peut s'épaissir; il est quelquefois tuméfié. Nous verrons par la suite que l'eczéma pilare de la lèvre supérieure en vient très-rarement à ce point, ou que, du moins, il est toujours possible par le traitement, de l'enrayer dans sa marche, et de l'empêcher d'en arriver là.

DESCRIPTION.

L'affection est loin de débuter avec les caractères que nous offre la maladie confirmée ; et il se passe le plus ordinairement des semaines, des mois, des années même obs. III, XII, XIV), avant que l'on voie apparaître le placard caractéristique dont nous verrons la description un peu plus loin.

Elle est quelquefois précédée de prurit, de sensation de fourmillements au niveau du point où se montrera l'éruption (obs. II, III, V).

Du reste, les phénomènes prodromiques ne sont pas en général identiques dans les deux catégories d'individus sujets à la lésion.

C'est ainsi que chez le scrofuleux l'apparition de l'eczéma est souvent précédée de l'écoulement d'une sécrétion muco-purulente venant de l'une ou des deux fosses nasales. Celle-ci donne lieu à la formation de croûtes qui tombent ou que le malade arrache. Elles sont souvent accompagnées de l'éruption de petites pustules, à l'orifice et sous le bord des narines. Puis, un beau jour, la maladie des fosses nasales se propage à la lèvre supérieure, mais souvent aussi gagne la lèvre inférieure, le menton.

Chez l'arthritique, c'est à la suite d'un coryza, de la coupure ou de l'irritation produite par le rasoir, que viendront à se montrer un ou plusieurs boutons.

Quoi qu'il en soit de ces manifestations initiales, le début qui varie peu en général est en même temps très-caractéristique.

Quelquefois au-dessous de l'une des narines très-rarement des deux, du moins dans les premières atteintes, ou encore au-dessous de la sous-cloison du nez, dans le sillon médian de la lèvre supérieure, apparaissent quelques petites vésicules discrètes, fines, presque imperceptibles, dont la sécrétion se transforme bientôt en une croûte mince, de couleur blanc jaunâtre.

D'autres fois, c'est un nombre plus ou moins considérable de petites vésicules, desséminées dans les poils de la moustache, au-dessous des narines, isolées et séparées les unes des autres par des intervalles de peau saine, ou au contraire, groupées ensemble de manière à constituer de petits groupes vésiculeux.

Très-rarement l'éruption dans sa première manifestation occupe toute la barbe (obs. III). Le malade, objet de cette observation, est le seul que nous ayons vu ainsi atteint pour la première fois. Les récidives n'ont jamais chez lui, présenté ce caractère par la suite, leur début ayant toujours été marqué par la venue du bouton initial de la sous-cloison.

Rarement encore la lésion débute par l'orifice des fosses nasale. Elle n'est alors, comme nous l'avons vu plus haut chez le scrofuleux, que l'extension d'une maladie des fosses nasales. L'orifice de celles-ci présente dans ce cas une rougeur inflammatoire plus ou moins marquée ; la muqueuse est tuméfiée et parsemée de vésicules dont chacune est traversée par un poil.

Ces modes de début dont nous venons de parler, sont relativement peu fréquents. Il n'en est pas de même du suivant qui, en même temps qu'il est le plus habituel, offre un des caractères les plus tranchés de l'eczéma pilare de la lèvre supérieure.

Le plus souvent, en effet, le début est marqué *par l'apparition, dans le sillon médian de la lèvre supérieure d'un petit bouton* (obs. II, III, VI, VII, XII), dont la présence est souvent ignorée du malade, caché qu'il est ordinairement par les poils de la moustache. Ce bouton *disparaît* et *reparaît* (mêmes obs.) pendant un laps de temps plus ou moins considérable, avant que se montre une éruption plus étendue. Il est quelquefois suivi de la production de minces croûtelles qui tombent ou que le malade arrache sans y ajouter grande importance. En même temps existent parfois des démangeaisons qui le portent à se gratter fréquemment et deviennent ainsi le point de départ d'une irritation qui hâtera l'extension de la lésion.

Cette succession de petites vésicules et de minces croûtelles ne se rencontre guère que dans l'eczéma pilare de la lèvre supérieure : sa durée qui est variable, peut dépasser une année avant toute autre manifestation.

Tôt ou tard, après un plus ou moins grand nombre d'apparitions et de disparitions, la lésion gagne du terrain, soit sous l'influence de la marche de l'affection, soit par l'irritation que le malade produit ou entretient par le frottement, le grattage ou l'application de corps irritants.

Elles occupent alors et le siége et l'étendue qu'elles conserveront pendant longtemps dans les récidives suivantes. A ce moment nous allons trouver facilement les vrais caractères de l'eczéma. C'est, du reste, dans la presque totalité des cas, à cette période de son mal, que le malade viendra réclamer les secours de l'art.

Il se présente actuellement, porteur d'un placard arrondi, bien circonscrit, plus rarement irrégulier et festonné sur ses bords nettement limités.

Le siége qu'occupait le bouton du début est présentement dépassé en tous sens. Le sillon médian de la lèvre supérieure est débordé de part et d'autre dans une étendue variant de 1 à 2 ou 3 centimètres.

Nous avons souvent remarqué celle-ci un peu plus grande du côté droit, quoique la plupart du temps elle soit, à moins de quelque motif, égale de part et d'autre.

La hauteur, augmentée aussi, se limite en bas à 1 centimètre ou 1 centimètre et demi au-dessus du bord libre de la lèvre supérieure ; en haut, le plus ordinairement au-dessous de l'orifice externe des fosses nasales, dont l'éruption respecte alors la muqueuse à son point de jonction avec la surface cutanée.

La lésion occupe rarement toute la hauteur de la portion cutanée de la lèvre supérieure; elle ne dépasse pas non plus d'habitude les ailes du nez. Une pareille extension ne se rencontrerait tout au plus qu'après des récidives multipliées.

Le placard n'occupe pas toujours le dessous de la sous-cloison, du moins à son origine. Il est quelquefois limité à la partie de la lèvre sous-jacente à l'orifice de l'une des narines: cela tient en général à une cause spéciale.

C'est ainsi que nous l'avons vu chez un malade (obs. VI). occuper le dessous de la narine droite, tout en atteignant et dépassant sensiblement le sillon médian de la lèvre supérieure. Mais cet homme nous a dit, qu'atteint de coryza, le liquide coulait plus abondamment de la narine droite, alors que la gauche ne donnait presque rien.

Pareille remarque a été faite par le malade de l'observation V pour la narine gauche.

L'éruption peut, nous l'avons vu, n'être parfois que l'extension d'une affection similaire de la membrane de Schneider. Cependant, quoique ayant débuté, soit par le sillon médian, soit surtout au-dessous de l'une des narines, elle peut atteindre la muqueuse, et dépassant sa limite cutanée, remonter plus ou moins haut dans la fosse nasale correspondante. Dans ce cas, au-dessus de la muqueuse rouge et tuméfiée peut exister une croûte, ou plutôt un assemblage de croûtes qui vont quelquefois jusqu'à obturer son orifice.

Ainsi localisé, le placard morbide présente sur un fond rouge dû à la congestion érythémateuse, un grand nombre de vésicules petites, isolées, ou le plus souvent groupées et confluentes. Celles-ci sont centrées par les poils qu'elles engaînent à leur base. A la loupe on voit très-distinctement, en effet, chaque orifice pileux occupé par une petite vésicule acuminée, brillante.

Le plus souvent, à côté de groupes vésiculeux en voie d'évolution, on aperçoit de petites excoriations, des croûtelles, des squames foliacées, lamelleuses, blanches ou blanc jaunâtres, se détachant facilement.

Cette éruption fugace et éphémère ne tarde pas à s'arrêter. Quelques heures après leur apparition les vésicules crèvent, et le liquide qu'elles contenaient devient libre. Toutefois cette liberté n'est que relative, car dans la région où il se dégage il ne lui est pas possible de s'étaler semblablement à ce qu'il fait en d'autres régions.

Retenu, emprisonné par les poils, il imprègne ceux-ci, les réunit, les accole, et ce tout entremêlé formera alors un revêtement imperméable,dont le contact deviendra une cause d'irritation pour les parties sous-jacentes excoriées dont il gênera le suintement en même temps qu'il le retiendra.

Au contact de l'air et des corpuscules solides qu'il tient en suspension le liquide se concrète rapidement, et, mélangé aux divers débris épidermiques, il formera des croûtes minces, aplaties, lamelleuses, humides, d'un blanc plus ou moins jaunâtre, adhérentes et traversées par des poils qu'elles engaînent. Mais ces croûtes restent rarement isolées : agglomérées d'ordinaire, elles forment ainsi un placard nummulaire, saillant, blanc ou gris jaunâtre, plus ou moins ramassé, de la dimension habituelle d'une pièce de un franc. La bordure en est nette, arrondie, régulière. Il est très-fortement adhérent aux parties sous-jacentes et aux poils dont il ne peut être séparé que partiellement et avec douleur. De sa surface émergent les poils fortement engaînés à leur base et dans une partie de leur hauteur. Ceux-ci sont déviés soit à droite, soit à gauche, soit, et presque toujours, en haut vers les narines. Nous verrons un peu plus loin que par la suite ils peuvent conserver cette direction. A la vue ils sont vigoureux, bien nourris, aussi nombreux que ceux des parties saines environnantes. Au toucher ils sont solides, résistants. Ils viennent à la pince sans casser, et leur extirpation est douloureuse. Nous ne les avons jamais rencontrés ni lésés, ni atrophiés, même après de nombreuses récidives.

L'examen microscopique auquel nous nous sommes plusieurs fois livré, et qu'ont bien voulu faire pour nous quelques maîtres plus autorisés en la matière, confirme pleinement les données de la vue et du toucher.

Le bulbe pileux présente ses mêmes cellules arrondies avec noyaux sphériques ou ovales. La pointe conique ne présente rien d'anormal. Quant au corps, cylindrique comme à l'ordinaire, il ne manque ni de sa moelle molle et grenue, ni de sa substance propre homogène, dure, striée longitudinalement, imprégnée de mélanine, ni de sa couche corticale unique, avec ses cellules épithéliales pavimenteuses, minces, pâles et sans noyaux.

En un mot, *rien n'est changé*, soit dans la structure anatomique, soit dans la vitalité de ces filaments épidermiques que nous n'avons jamais rencontrés, ni grêles, ni rougeâtres ou blanchâtres, ni lanugileux ou privés de leur capsule comme on l'observe dans les cas de folliculite. Le plus que nous ayons constaté, c'est quelquefois un léger aspect vitreux de la gaîne, sans rien d'autre.

La surface sous-jacente aux croûtes est, dans les premières atteintes du mal, d'une coloration rouge érythémateuse, devenant plus tard violacée ; elle est ridée, humide, sans toutefois présenter un suintement abondant. Elle est en même temps criblée de petites perforations, signe manifeste du nombre considérable de vésicules qui la recouvraient.

On y rencontre quelquefois des fissures, dont une presque constante après un certain nombre de récidives (obs. II, III, VI).

Située immédiatement au-dessous de la sous-cloison dont elle occupe toute la largeur, sans la dépasser, elle accentue fortement le sillon de démarcation entre cette dernière et la lèvre supérieure. Plus ou moins profonde, elle donne toujours lieu à un suintement parfois abondant.

La couleur érythémateuse qu'amène la congestion superficielle de cette partie est ordinairement limitée au point que nous lui avons assigné plus haut, et les portions cutanées avoisinantes sont saines à ce moment de l'affection.

La périphérie tranche nettement par sa coloration rouge sur les parties environnantes de couleur normale.

Et cet état reste longtemps tel, grâce au peu de tendance que présente la lésion à gagner en surface.

Néanmoins, après un certain nombre d'atteintes successives cette netteté n'est plus aussi bien conservée (obs. II), et les limites de la plaque morbide, sans présenter entièrement l'éruption caractéristique de celle-ci, sont toujours un peu congestionnées, sans que cependant la moustache soit presque jamais dépassée.

Du reste, à la longue, l'épiderme de la partie malade, qui avait dans les premières éruptions repris ses caractères normaux, devient tendu, aminci, brillant, comme vernissé, et de couleur rouge violacé ; il perd en même temps de son élasticité et de sa résistance. Toutes choses d'ailleurs qui rendent bien compte de la facilité et de la fréquence avec laquelle de nouvelles atteintes pourront se reproduire sur une surface aussi favorablement disposée, si le traitement ne s'applique pas de bonne heure à arrêter un pareil travail morbide.

Il n'est pas rare d'observer, en même temps que sur les joues, le lobule du nez, de petites varicosités cutanées autour de la partie lésée (obs. II, III). On sait la fréquence des engorgements circulatoires chez les arthritiques : on ne s'étonnera donc pas de leur production plus facile en des points où la finesse des tissus laisse aux capillaires sanguins plus de jeu pour leur développement.

Si de la surface on pénètre plus profondément, on constate au toucher que le derme est absolument indemne. *On ne rencontre jamais d'indurations.*

Tandis que le sycosis arthritique de Bazin présente des papulo-pustules à base indurée et profonde, nous ne trouvons au contraire ici que des vésicules tout à fait superficielles, à base rouge, sans aucune trace d'induration.

Nous n'avons rien vu qui puisse y ressembler dans les nombreux cas que nous avons examinés. Et comme le manque de ce dernier caractère est un de ceux qui ont, avec quelques autres, le plus contribué à nous faire rejeter l'opinion du savant dermatologiste, on doit penser avec quel soin jaloux nous avons recherché ce signe pour nous bien assurer qu'il n'existait pas.

Bien plus, contrairement à ce que nous aurions pu supporter tout d'abord, en songeant à ce qui est si fréquent ailleurs, nous n'avons jamais trouvé d'épaississement bien marqué du derme. Nous avons examiné bien des malades, les uns à leur première atteinte, les autres après des récidives plus ou moins nombreuses, quelques-uns enfin arrivés à un tel nombre de récidives qu'il ne leur était pas possible de les fixer : deux seulement (obs. IV, VIII) présentaient le premier à sa seconde, le deuxième à sa cinquième récidive, un très-léger épaississement, et encore celui-ci était-il peu net. Qu'il y a loin de là aux indurations si caractéristiques et si sensibles du sycosis ! Il n'y a donc pour nous aucune confusion possible.

Le placard eczémateux est le siége de démangeaisons plus ou moins intenses. Se montrant quelquefois dans les premiers temps qui précèdent l'éruption, elles sont constantes quand celle-ci suit son évolution.

Modérées dans quelques cas, elles sont d'autres fois très-fortes ; elles se présentent sous forme de picotements, de fourmillements. Le froid chez certains malades les rend plus intenses ; mais elles sont surtout vives à la chaleur où elles arrivent quelquefois à un état de cuisson intolérable.

Un de nos malades (obs. II), que son état fait travailler en plein air, était obligé à certains jours de grande chaleur de s'arrêter pour se mettre à l'abri du soleil, la démangeaison étant alors telle qu'il la comparait à une brûlure.

Ces démangeaisons ne sont pas continues : elles sont intermittentes.

La période de l'affection où elles sont le plus marquées est celle où les vésicules qui viennent de se rompre, ne sont pas encore recouvertes par la croûte qui leur forme une enveloppe protectrice contre l'air extérieur. Du reste, après la formation des croûtes, quoique moins vives, elles ne cessent pas entièrement, et le malade qui les supporte difficilement se gratte pour se soulager, et n'arrive qu'à faire tomber ces productions solides qui se reproduisent presque aussitôt.

La lésion, nous l'avons vu, siége au-dessous de la cloison du nez, ou sous l'orifice externe des narines qu'elle envahit quelquefois. Dans ce cas de début par la face cutanée de la lèvre supérieure, elle ne remonte ordinairement pas bien haut et n'occupe pas la fosse nasale correspondante dans toute son étendue. Les vésicules, ou les croûtes qui leur ont succédé, nous les avons vues le plus habituellement s'arrêter à 1 ou 2 centimètres au-dessus de l'orifice externe (obs. III, IV). Toutefois, elles peuvent monter encore plus haut (obs. XIV), et il est difficile de préciser alors la limite où elles cessent.

Sur cette muqueuse la lésion ne varie guère de ce qu'elle est sur la peau. La rougeur est seulement plus intense et la membrane tuméfiée. Pour le reste, ce sont des vésicules, des croûtelles traversées par des poils.

Dans la grande majorité des cas, l'eczéma de la lèvre supérieur existe seul comme manifestation morbide de la maladie constitutionnelle à cette période. Cependant il n'est pas rare de rencontrer chez le malade, soit une autre manifestation contemporaine, soit une affection similaire occupant une autre région plus ou moins voisine.

Un de nos malades (obs. IV) présentait, en même temps que le placard de la lèvre supérieure, une petite plaque d'eczéma au niveau de l'une des commissures.

Un second était aussi, en dehors de la lésion principale, porteur de trois petites plaques, la première à l'une des commissures, les deux autres à la lèvre inférieure.

Un troisième (obs. X) avait aussi, conjointement avec l'éruption de la lèvre, une plaque d'eczéma sur l'une des régions scapulaires.

Toutefois ces cas, qui ne sont pas rares, ne sont pas les plus habituels.

Enfin, nous avons constaté deux fois (obs. I, X) un phénomène bien probant de l'affection constitutionnelle. Les malades qui font l'objet de ces deux observations présentaient en même temps que leur lésion eczémateuse, *des douleurs articulaires* à l'état aigu chez le premier, chronique chez le second. Ce fait, que quelques-uns pourraient considérer comme une circonstance fortuite, confirme encore davantage pour nous l'opinion que nous avons émise en faveur de l'arthritis. Il nous paraît d'une grande importance, et pour le pronostic et pour l'indication thérapeutique surtout, car, en pareil cas, il n'y a pas d'hésitation possible.

Du reste, les phénomènes articulaires peuvent précéder l'éruption, comme aussi ils peuvent se montrer à une période ultérieure.

Et la loi de l'alternance, signalée par Bazin, entre les affections cutanées et les affections articulaires, a tout aussi bien sa raison d'être ici. Nous n'avons pas eu l'occasion de l'observer franchement pour le cas qui nous occupe, mais d'autres éruptions l'ont présentée devant nous d'une façon bien manifeste.

Tout ce qui précède a rapport à l'eczéma arthritique.

Quant à celui d'origine scrofuleuse, nous savons qu'il est ordinairement la suite d'une inflammation chronique de la membrane pituitaire dont l'écoulement abondant et fétide irrite d'abord, puis enflamme les parties velues sous-jacentes aux narines, où il séjourne, retenu qu'il est par les poils. Nous avons vu aussi qu'il peut ne pas rester limité à cet endroit et se porter ailleurs. Quand il est localisé à la lèvre supérieure, il est assez semblable au précédent. Néanmoins son début est plus souvent caractérisé par l'éruption générale d'emblée des groupes vésiculeux que nous ne voyons chez l'arthritique se produire que plus tard. Alors, sur une surface quelquefois tuméfiée, livide, on voit un placard assez étendu, qui présente un suintement abondant et par cela même des croûtes plus épaisses. Il n'est pas rare d'observer çà et là quelques pustules, mais toujours superficielles et non papuleuses. Les poils qui traversent le tout n'ont aucune lésion. Les démangeaisons, qui manquent quelquefois, sont moins vives. Quant aux autres manifestations, elles sont : les unes antérieures ayant laissé des traces de scrofule du jeune âge ; les autres contemporaines, soit différentes, soit similaires. Parmi les premières, nous trouvons les adénites, les inflammations chroniques ; parmi les secondes, l'eczéma d'autres régions : oreilles, lèvre inférieure, paupières, etc.

Quand les caractères que nous venons de mentionner pour l'un et l'autre cas se trouvent réunis, la nature de l'affection est facile à déterminer. Malheureusement il n'en est pas toujours ainsi, et, soit manque de renseignements précis, soit absence de faits indicateurs et probants, on est quelquefois obligé de rester dans le doute quant à la nature du mal. Mais, hâtons-nous de l'ajouter, si le pronostic ne peut pas alors être sûrement porté, ni le traitement général exactement administré, on a toujours à son service les moyens locaux qui ne manqueront pas pour cela leur effet puissant et salutaire.

MARCHE, DURÉE, TERMINAISON.

La marche de l'eczéma pilare de la lèvre supérieure est chronique. Celui-ci procède par poussées intermittentes, revenant surtout aux époques froides et humides, disparaissant aux jours chauds.

Les premières atteintes se produisent, en général, en automne ou au commencement de l'hiver; mais quand l'affection est invétérée, le printemps aussi la voit souvent revenir; bien des fois, à cette période du mal, elle se manifeste en tout temps indistinctement. Néanmoins le froid conserve toujours une action puissante sur sa production.

Chez certains malades (obs. II), la marche est presque continue, la lésion ne disparaissant pour ainsi dire jamais entièrement. Toutefois des cas semblables sont très-rares et un traitement approprié, sagement suivi, vient efficacement et rapidement à bout du mal.

Même abandonnée à elle-même, l'affection, d'une durée plus longue, il est vrai, peut guérir dès que la cause qui lui avait donné naissance a disparu ou a cessé d'être entretenue.

La lésion est remarquable par *sa fixité* et le peu de tendance qu'elle a à gagner en largeur et en profondeur.

Un malade (obs. IX) portait, lorsque nous l'avons vu pour la première fois, un placard d'eczéma sur la lèvre supérieure, dont le début remontait à deux ans. Pendant ce laps de temps, il avait fait usage de pommades de toutes sortes : tout l'arsenal anti-herpétique et anti-parasitaire avait passé sur sa lèvre sans jamais, bien entendu, amener de guérison. Malgré la longue durée pendant laquelle il avait été soumis à ces causes multiples d'irritation, la lésion n'avait augmenté ni en étendue, ni en profondeur. La peau ne présentait ni induration, ni épaississement manifeste ; les poils nombreux et vigoureux venaient à la pince sans casser. L'épiderme était seulement excorié, assez profondément fissuré, présentant çà et là quelques pustules engaînant les poils.

D'autres malades, atteints depuis un nombre d'années considérable, n'avaient vu la lésion faire aucun progrès sensible en largeur ou en épaisseur.

Ainsi donc, pendant longtemps, *occupation du même siége* d'une façon invariable et en quelque sorte mathématique, *respect bien gardé des parties limitrophes et sous-jacentes*, sont deux caractères bien tranchés et bien remarquables de l'éruption.

Toutefois il serait souverainement imprudent de vouloir généraliser l'exemple précédent et aller jusqu'à en inférer qu'on n'a à craindre aucune marche extensive de l'affection, surtout si elle est mal ou non traitée. De pareilles conclusions, pernicieuses pour le malade, seraient peu dignes du dermatologiste. Car, si cela est rare, il n'en est pas moins vrai que la lésion peut progresser per continuum et per contiguum ; l'augmentation en largeur devient presque la règle dans les eczémas invétérés de la lèvre supérieure (obs. II).

On voit alors l'espace que les éruptions précédentes avaient, en quelque sorte, religieusement et exclusivement occupé, débordé en tous sens. L'eczéma peut alors gagner toute la lèvre supérieure, très-rarement la lèvre inférieure, les joues. Mais ce n'est jamais qu'après un nombre considérable d'années, des récidives multiples et incessantes que pareil résultat se produit.

Le derme, à la longue, peut aussi avoir sa part dans la marche de l'affection. Il présente alors une tuméfaction profonde, un épaississement marqué. La peau est parsemée de fissures, de crevasses, de lignes étendues dans toutes les directions. Le tout présente l'aspect du véritable eczéma fendillé à suintement si abondant.

Arrivé à ce degré, le processus morbide ne s'en tient pas là ; s'étendant plus profondément encore, il arrive au follicule pileux, qui ne tarde pas à se prendre à son tour.

On trouve alors, au-dessous de la plaque rougeâtre, humide et squameuse du début, des indurations plus ou moins profondes, des abcès sous-épidermiques, manifestés par des pustules traversées par des poils. Papuleuses à la base, purulentes au sommet, acuminées, elles se rompent, et le liquide qu'elles contiennent forme en se desséchant une croûte brunâtre, mince, peu adhérente, individuelle pour chaque pustule dans le cas de dissémination, unique quand il y a groupement, noirâtre et traversée par des poils. La formation du pus s'arrête au-dessous pour recommencer en d'autres points peu éloignés. Si l'on ajoute à cela la chute des poils et la formation de cicatrices, on reconnaît facilement à ces signes les caractères propres du sycosis. Et ce n'est, en effet, rien d'autre à ce moment.

Mais quelle différence avec cette lésion superficielle et relativement peu sérieuse que nous venons d'étudier; que d'étapes longues et multipliées il a fallu parcourir; de quelle insouciance et de quelle incurie il a fallu faire preuve pour en arriver à un si déplorable résultat que, nous le répétons, on peut toujours prévenir! Pour notre part, nous n'avons jamais rencontré la lésion à un degré aussi avancé, et nous estimons qu'il doit être d'une extrême rareté de nos jours.

Que si, en pareil cas, on ne connaît pas le sujet, si l'on ignore depuis combien d'années l'affection a débuté, si l'on ne tient pas compte du nombre des récidives, de leur durée, de leur traitement, l'erreur est infiniment probable. Elle n'offrirait, du reste, pas grand inconvénient à ce moment. Néanmoins si l'on s'entoure de tous les renseignements nécessaires, si on se livre à des investigations minutieuses, il est toujours possible de remonter à la lésion originaire.

Quoi qu'il en soit, après un certain nombre d'atteintes, l'épiderme ne reprend que difficilement sa forme et ses caractères normaux et physiologiques. Il reste alors tendu, aminci, prend une coloration violacée; il semble qu'on ait passé à sa surface une mince couche de vernis. Au toucher, il offre la sensation d'une surface satinée très-mince. Il a aussi perdu son élasticité, sa résistance. Ce dernier phénomène pathologique nous explique la fréquence des engorgements circulatoires de cette partie, suivis si souvent de la production de petites hémorrhagies capillaires, dont la manifestation se traduit à la vue par de petites ecchymoses que l'on observe fréquemment disséminées au milieu de portions cutanées ayant incomplètement repris leur forme et leur rôle physiologiques.

Les *récidives* qui se montrent presque fatalement sont d'abord peu fréquentes. Pendant plusieurs années, on n'en observe d'abord qu'une chaque automne ; puis, plus tard, deux et plus par an. Elles sont alors rebelles, tenaces, plus longues en même temps que plus difficiles à guérir.

Les poils, sans présenter aucune altération dans leur structure intime , se ressentent aussi de ces multiples atteintes. Leur tribut est plus modeste et se réduit à une déviation presque constante. Au lieu de regarder directement en bas, comme ils le font à l'état normal, ils sont devenus presque verticaux et se dirigent en haut vers les fosses nasales. Cette direction, que nous leur avons vue donnée au début par les croûtes, ils finissent par la conserver une fois libres, et, suivant leur longueur, pénètrent plus ou moins haut dans la narine correspondant au point lésé (obs. II, III).

Cette déviation se maintiendra et n'aura que de la tendance à s'accentuer davantage par la suite, si une épilation méthodique et répétée ne vient y porter remède.

La durée diffère évidemment selon qu'on considère l'eczéma pilare de la lèvre supérieure comme manifestation de la maladie constitutionnelle ou comme affection locale. Au point de vue constitutionnel, celui-ci dure un temps indéfini, dix, vingt, trente ans et plus, avec ses alternatives d'apparitions et de cessations successives. Et il se maintient tel, tant que le malade se trouve dans des conditions favorables à la diminution ou à l'arrêt de la marche de la maladie générale.

En tant qu'affection locale, sa durée, lorsqu'il est abandonné à lui-même, peut être de semaines, de mois, autant que dure la cause qui l'a engendré. Et celle-ci peut encore être prolongée par l'application d'un traitement intempestif (obs. IV, IX). Mais, soumis à une médication rationnelle, il disparaît ordinairement au bout de deux à trois semaines, quelquefois avant.

Il va sans dire que la durée se prolonge davantage à mesure que les récidives deviennent plus fréquentes et plus nombreuses.

La terminaison la plus habituelle est la guérison rapidement obtenue par l'action combinée des antiphlogistiques et de l'épilation. Nous avons vu plus haut combien devait être exceptionnelle sa transformation en sycosis.

La guérison définitive peut avoir lieu, mais elle est extrêmement peu fréquente. Le malade reste presque fatalement exposé à des récidives, plus ou moins éloignées d'abord les unes des autres, plus rapprochées par la suite.

Il dépend, en tout cas, de celui-ci, de diminuer de beaucoup et le nombre et la durée de ces récidives : nous verrons tout à l'heure par quels moyens.

Enfin, un autre mode de guérison, mais celui-là bien plus à redouter pour le sujet que l'affection actuelle, peut être dû à l'effet de l'évolution constitutionnelle.

L'eczéma d'origine scrofuleuse ne présente pas de différence sensible dans sa marche, sa durée et sa terminaison.

Il a seulement plus de tendance que le précédent, à gagner en largeur et envahir les régions circonvoisines.

DIAGNOSTIC.

1° *Diagnostic de l'affection.* — Avec les données précédentes, le diagnostic est généralement facile. Toutefois, quelques affections pouvant se présenter au même siége, nous allons donner leurs principaux caractères différentiels.

On ne confondra pas l'eczéma pilare avec l'*herpès tabialis*. Ce dernier a, d'ordinaire, ses vésicules situées plus bas ; elles sont moins nombreuses, plus grosses, mieux agminées et plus persistantes ; d'ailleurs, globuleuses, transparentes, croissant pendant quelques jours. La croûte qu'elles forment près leur rupture est mince, aplatie ; la surface sous-jacente est simplement rouge.

On distinguera facilement aussi l'eczéma de la lèvre supérieure, des éruptions pustuleuses, impetigo, acné, occupant la même région.

L'*impétigo*, est caractérisé par des pustules, purulentes d'emblée, dont la sécrétion jaunâtre, phlegmoneuse donne, en se concrétant, naissance à des croûtes épaisses, anguleuses, saillantes, irrégulièrement dispersées, de couleur jaunâtre ou brunâtre d'abord, puis grise ou noirâtre. Sa marche est plus rapide, sa durée plus courte, ses récidives bien moins fréquentes.

Toutefois, lorsque l'impétigo siége exactement, et exclusivement, dans la partie sous-nasale de la lèvre supérieure, la distinction anatomique entre les deux affections, peut-être difficile à la période de concrétion du liquide sécrété, l'eczéma de la face prenant souvent la forme impétigineuse (eczema impétiginodes). C'est surtout de la marche ultérieure de l'affection que le diagnostic exact pourrait être déduit, l'eczéma étant une affection à évolution lente, successive, et prolongée ; l'impetigo (ab impetu) étant au contraire le plus ordinairement, brusque dans son développement, et relativement rapide dans son évolution, ses phases et sa terminaison.

Quant à l'*acné pustuleuse*, à l'*acné pilaire*, elle est très-rare en cette région, ou si on l'y observe, elle se retrouve en même temps avec ses caractères, sur les parties latérales de la face, aux ailes du nez, sur la bordure des cheveux, sur le sternum, etc. La base plus indurée de ses papulo-pustules, les cicatrices qu'elle produit, permettent d'en faire assez aisément le diagnostic.

Le *sycosis parasitaire* est rarement localisé à la lèvre supérieure. Son siége de prédilection, le menton est le plus souvent atteint dans ces cas, de même qu'on trouve fréquemment aussi des pustules dans la barbe. Mais même quand il arrive de ne le rencontrer que dans la région sous-nasale de la lèvre supérieure, le diagnostic est facile. Car, outre ses caractères spéciaux : inflammation et induration des follicules pileux, faible adhérence des poils, le tout se traduisant par ces tubercules sycosiques, si caractéristiques, et par la chute des poils ; le microscope, en faisant constater l'existence du champignon parasitaire, enlèvera tous les doutes.

L'eczéma pilaire de la lèvre supérieure n'est pas moins différent de la description que Bazin nous donne du *sycosis arthritique*.

Tandis, en effet, que le premier débute par de fines et petites vésicules superficielles dont la rupture est suivie de la formation de croûtes humides, lamelleuses, sans induration ni épaississement du derme, le second est caractérisé au contraire, par des papulo-pustules jaunâtres et acuminées dont la base est profonde, rouge et indurée, le sommet purulent. Cette lésion est due à l'inflammation limitée du follicule pileux. Le liquide des pustules se concrète en croûtes jaunâtres ou brunes, sèches et fragmentées, ou en une croûte unique et épaisse, reposant sur une plaque circonscrite et indurée. Les poils qui, dans l'eczéma restent sains et vigoureux, deviennent ici, au bout d'un certain temps, jaunâtres ou cassants ; ils s'atrophient et s'arrachent facilement, l'inflammation ayant gagné la papille pilifère.

2° *Diagnostic de l'espèce.* — Le genre de l'affection nous est maintenant connu ; quelques mots nous suffiront pour déterminer l'espèce, sur laquelle nous avons déjà insisté à plusieurs reprises.

Avons-nous à faire à un eczéma artificiel ? Non, car celui-ci n'a pas les mêmes causes spéciales ; il a un caractère plus franchement inflammatoire, une marche plus rapide ; sa guérison est promptement obtenue par la soustraction des causes qui ont amené l'éruption ! Enfin il ne récidive pas, du moins avec cette fixité de siége.

Sommes-nous en présence d'une manifestation syphilitique, devant ce que Bazin a appelé la syphilide à vésicules en groupes ? Mais cette dernière, procédant tantôt par poussées eczémateuses, tantôt par poussées eczémato-impetigineuses, est consituée par des élevures multiples, souvent groupées en cercle, à base cuivrée, entremêlées de cicatrices blanchâtres, entourées d'une auréole cuivrée, sans démangeaisons. Venant par poussées successives, elle n'offre ni la même marche, ni le même siége exclusivement. Enfin il y a encore les antécédents du malade.

Est-ce un eczéma scrofuleux que nous avons devant nous ? Oui quelquefois. Nous avons vu plus haut que celui-ci pouvait se rencontrer à la lèvre supérieure, consécutif presque toujours à une lésion des fosses nasales. Disons néanmoins qu'il est en général moins net, et moins bien circonscrit et localisé que celui que nous allons voir un peu plus bas. Dans ce cas, il est fréquent de rencontrer chez le sujet, des signes de lésions strumeuses, soit antérieures : cicatrices d'adénites suppurées, madarosis suite de blépharite ciliaire, taies de la cornée suites d'ophthalmies ; soit actuelles : tuméfaction de la lèvre supérieure, coryza chronique, ozène, adénites chroniques, et, très-fréquemment, eczéma du bord libre des paupières.

L'eczéma herpétique dont nous connaissons déjà les caractères, n'a ni cette couleur, ni cette fixité, ni cette insymétrie que nous venons de voir.

Reste donc l'eczéma arthritique. A lui presque seul, en effet, appartiennent tous les caractères que nous avons mentionnés dans le courant de notre description. C'est lui qui présente au plus haut degré cette localisation rigoureuse, cette fixité et ce peu de tendance à l'extension, en même temps que cette chronicité si régulière, cette périodicité de récidives à intermittences si bien réglées qu'à une certaine époque de la maladie, le malade indiquera la saison, le mois où il sera de nouveau atteint, de même que le moment présumé de sa délivrance.

PRONOSTIC.

Comme affection locale, l'eczéma pilare de la lèvre supérieure *n'offre pas de gravité* : un traitement qui n'est ni long ni difficile, en amène toujours la guérison.

Négligé à son début et dans ses premières manifestations il n'en serait pas de même. Car, outre les lésions consécutives auxquelles nous avons vu qu'il pourrait donner lieu, la thérapeutique serait alors moins active et aurait plus de peine à en triompher.

Mais quand il est soumis dès l'abord à une médication méthodique et appréciée, quand surtout le malade suit régulièrement et sans hésitation, les prescriptions qui lui ont été indiquées, il n'est ni tenace, ni rebelle et n'a aucune tendance à s'étendre.

Toutefois il constitue toujours une affection sérieuse.

D'abord parce qu'il indique chez le sujet atteint, l'existence d'un état constitutionnel dont il n'est, il est vrai, qu'une des moins malignes manifestations, mais somme toute sérieuse.

Ensuite, parce que sa première apparition en annonce presque sûrement de nouvelles dont le nombre et l'intensité ne pourront aller qu'en augmentant.

Les récidives qui lui ont fait donner par M. Ernest Besnier le nom de eczéma récidivant, sont un de ses principaux caractères. Ces récidives qu'explique du reste suffisamment la constitution spéciale du sujet, en font une affection sérieuse, qu'on ne doit jamais négliger.

Car celles-ci, à mesure qu'elles se répètent, deviennent plus tenaces, plus rebelles à la guérison et nécessitent alors une médication plus prolongée, rarement interrompue et par cela même plus pénible.

Et il est rare, très-rare même, malheureusement, d'empêcher ce retour qu'on ne peut guère que retarder, si bien que soit fait et suivi le traitement. Néanmoins, on pourra toujours, si l'on use de toutes les précautions, de tous les moyens voulus en cette circonstance, espacer de beaucoup l'intervalle entre deux manifestations, dont l'intensité sera en même temps bien moindre : ce n'en sera pas moins ainsi diminuer le sérieux du pronostic. Très-rarement, il est vrai, mais enfin quelquefois, l'affection résiste au traitement, et cela des semaines, des mois sans s'éteindre. Ce cas s'observe surtout dans les eczémas invétérés et négligés, sur lesquels le traitement a moins d'influence parce qu'il est plus long à agir.

Enfin, citons encore, comme un fait très-rare, la guérison définitive. D'autres fois celle-ci peut encore se produire, mais seulement alors, pour faire place à d'autres manifestations plus avancées de la maladie constitutionnelle, qui le remplacent en s'y substituant.

Disons, en terminant, que son siége à la face en fait une affection désagréable, et que l'application des antiphlogistiques dans la journée est souvent gênante et difficile à exécuter pour celui dont le travail est indispensable à l'existence journalière.

TRAITEMENT.

L'eczéma pilare de la lèvre supérieure étant le plus souvent la manifestation locale d'un état constitutionnel, nous aurons à nous adresser simultanément à un traitement général en même temps qu'à une médication locale.

Le premier combattra plus ou moins efficacement la maladie constitutionnelle, la seconde triomphera presque à coup sûr de la manifestation eczémateuse.

Nous ne faisons que mentionner la scrofule qui nécessitera l'administration de l'huile de foie de morue, de l'iodure de fer avec adjonction des toniques et des stimulants cutanés.

Quant à l'arthritis, son traitement par les alcalins intus et extra, joints aux amers et à quelques purgatifs salins pris à intervalles plus ou moins rapprochés, est assez connu pour que nous n'y insistions pas plus longuement.

D'ailleurs l'emploi de ces médications générales a plutôt pour but, on le conçoit aisément, de modifier l'*état constitutionnel* et d'assurer la solidité de la guérison, ainsi que d'éloigner les récidives, en la produisant directement.

La cure rapide de l'affection et de ses lésions ne peut être obtenue que par un traitement local dont la mise en pratique permanente dans le service de M. Ernest Besnier, permet, depuis longtemps déjà, d'en constater les résultats précis.

Elle consiste en un *ensemble* de moyens thérapeutiques d'une grande simplicité, dont nous allons donner l'exposé.

Si la surface eczémateuse est recouverte de croûtes au moment où le malade est mis en traitement, il faut d'abord en assurer la chute. Sont-elles épaisses, dures, adhérentes? On les ramollit rapidement à l'aide d'applications de corps gras, de cataplasmes de fécule, de douches de vapeur; puis on coupe avec des ciseaux les poils à niveau.

L'application des cataplasmes (de fécule de pomme de terre, non de farine de lin) est continuée ensuite jusqu'à ce que la surface affectée soit ramenée à l'état de placard eczémateux simple, ce qui est obtenu très-rapidement.

Il faut alors, sans tarder, tout en continuant les cataplasmes et les douches de vapeur, procéder à l'avulsion des poils au niveau de toutes les surfaces malades, non que ceux-ci soient dans un état pathologique, mais parce qu'ils représentent de véritables corps étrangers nuisibles à la cessation de l'irritation locale, et que leur absence simplifie singulièrement la cure en ramenant l'eczéma pilare à l'état d'eczéma simplex.

L'épilation est assez douloureuse et n'est presque jamais parfaite dès la première fois : aussi doit-elle être complétée au bout de quelques jours. Elle donne lieu parfois à une légère miliaire d'épilation qui est sans importance.

Quelquefois une seule épiliation suffit : ordinairement il en faut deux.

Mais quand les récidives ont été fréquentes, quand surtout les poils commencent à se dévier, il est nécessaire de soumettre le malade à des épilations successives et régulièrement opérées, et cela, sans attendre de nouvelles apparitions de vésicules ou de croûtes.

Les poils, bien et intégralement enlevés, on peut avantageusement remplacer les cataplasmes par une bande de caoutchouc élastique.

D'un emploi plus commode, celle-ci retenue au moyen de brides assez fortement serrées derrière les oreilles, et exactement appliquée sur la surface malade, la soustrait au contact de l'air. Elle entretient au niveau de la partie qu'elle recouvre, une douce chaleur et une température à peu près constante, tout en l'entourant d'une atmosphère toujours humide. Véritable bain permanent, par la condensation qu'elle effectue, grâce à son imperméabilité, des produits de la sécrétion cutanée, elle hâte le nettoyage du tissu morbide dont les débris se rassemblent à sa surface interne.

L'application de l'appareil doit durer 24 heures consécutives ; puis il faut le remplacer par un semblable pour permettre de nettoyer et faire sécher le premier.

Il est en même temps nécessaire d'adjoindre au caoutchouc, les douches de vapeur dirigées sur le point lésé.

Il existe de petits appareils ad hoc, que chacun peut manier et se procurer aisément. Bien suffisants pour le but à atteindre, ils offrent de plus l'avantage d'éviter tout déplacement et d'être toujours prêts à fonctionner utilement et économiquement.

D'une grande utilité, les douches de vapeur raniment les fonctions de la surface cutanée malade, et dont l'alanguissement est en grande partie la cause des phénomènes morbides que nous venons de considérer. Stimulant direct, elles assouplissent la peau et favorisent ainsi la sécrétion cutanée ; de plus, en ranimant l'énergie de la calorification, elles aident puissamment les décompositions qui s'opèrent dans le réseau capillaire superficiel,

Ces douches de vapeur devront être répétées deux fois dans la journée, le matin et le soir ; leur durée sera de dix minutes chacune.

Il serait bon de continuer leur administration quelque temps encore après la disparition des phénomènes morbides.

Tel est le traitement local à suivre : il n'est, on le voit, ni compliqué, ni difficile à exécuter, et tout le monde peut s'y soumettre. Sa durée qui est d'environ 12 à 15 jours, n'excède pas en général trois semaines, du moins dans le service hospitalier.

Mais si ces moyens locaux sont suffisants pour la guérison de la manifestation eczémateuse de la lèvre supérieure, si la médication générale donne à l'organisme malade la force de résister plus efficacement à l'influence de l'état constitutionnel, il faut encore, après avoir traité le présent, songer à l'avenir afin de se prémunir contre de nouvelles atteintes.

L'hygiène doit entrer ici en ligne de compte, et la place qu'elle y occupe a une importance majeure, que nous laissent entrevoir les causes multiples, tant générales que locales, dont l'influence pernicieuse se traduit toujours par de nouvelles poussées de l'éruption. C'est donc à éviter celles-ci que le malade s'emploiera entre les atteintes : qu'il n'oublie jamais que son mal n'est qu'à l'état de repos, et qu'il n'attend pour se manifester, qu'une nouvelle provocation.

A cet effet donc, le malade, outre son traitement général qu'il continuera, ainsi que quelques-uns des moyens locaux que nous avons signalés en leur temps, devra soigneusement éviter tout ce qui, d'une façon quelconque, pourrait irriter soit la lèvre supérieure, soit l'organisme lui-même.

Il s'abstiendra de priser, de porter le rasoir sur sa mous tache qu'il se contentera d'écourter aux ciseaux ; il n'appliquera sur elle aucune pommade, aucun cosmétique.

Il devra en même temps, à un point de vue général, éviter tout excès, proscrire tout excitant, soit en boisson, café, thé, alcool, soit en manger, mets épicés, charcuterie, poissons de mer.

Et par-dessus tout, il redoutera les refroidissements, fuira l'humidité.

L'observation de ces derniers préceptes n'est peut-être pas toujours facile et bien des malades ont de la peine à s'y soumettre. Tout cela leur paraît rigoureux. Néanmoins, il est de toute nécessité de les suivre si on veut mettre de son côté le plus de chances possibles de résistance au mal d'abord, de guérison ensuite.

Et nous osons dire que si, au lieu de se rebuter et de s'en remettre partiellement à la nature du soin de le délivrer, le malade se dirige sans hésitation dans le sens que nous venons de lui indiquer, il réalisera ce double but: triompher de son affection locale, en rendre les atteintes et moins fréquentes et par cela même moins rebelles, en même temps que maintenir son organisme dans les meilleures conditions possibles de santé et de vigueur.

RÉSUME.

En résumé, l'affection décrite sous les noms diversde sycosis arthritique (Bazin), impetigo sycosiforme (Devergie et Hardy), eczéma sycosiforme (Hébra), etc., etc., est simplement une affection du genre *eczéma*, de la variété *pilaire*, empruntant ses caractères propres, à son siége anatomique et topographique, et l'un de ses caractères cliniques les plus remarquables à ses fréquentes *récidives* (eczéma récidivant de la lèvre supérieure de M. Ernest Besnier).

Pouvant naître comme toutes les variétés du genre sous

l'influence de causes irritantes diverses, elle apparaît avec une fréquence tout à fait positive chez les sujets présentant les caractères du scrofulisme ou de l'arthritisme, soit par leur état général, soit par quelque autre localisation ou détermination manifeste, antérieure ou concomitante.

Les caractères cliniques sont ceux de l'eczéma pilare en général : marche lente, chronique, récidives fréquentes sur le même point, localisation fixe, sans tendance à l'extension, résistance à tous les traitements irritants ; amélioration très-rapide sous l'influence des émollients, des antiphlogistiques locaux et de l'épilation.

OBSERVATIONS.

Les observations qui suivent ont été prises presque toutes durant notre année d'externat à l'hôpital Saint-Louis, dans le service de M. le Dr Ernest Besnier. Deux ou trois seulement ont été recueillies par nous depuis le mois de janvier.

C'est sur ces observations qu'a été uniquement basée la description que nous avons présentée de l'eczéma pilare de la lèvre supérieure.

Il serait inutile et en même temps fastidieux de transcrire ici avec tous leurs développements, ces faits observés : nous serions exposés ainsi à des redites continuelles qui en rendraient la lecture trop longue et sans intérêt.

Comme ils se ressemblent tous à quelques points près, nous en présenterons seulement dès le début cinq ou six avec tous les détails que nous avons constatés. Quant aux autres, nous nous bornerons à en donner un résumé dans lequel nous insisterons quand il y aura lieu, sur ce qu'il peut y avoir eu de particulier.

Obs. I. — Quatrième atteinte.

Le nommé Remy, ouvrier serrurier, âgé de 43 ans, s'est présenté le lundi 9 décembre à la consultation de M. Ernest Besnier où il a continué à venir tous les huit jours, jusqu'à sa guérison.

Il n'a pas d'antécédents héréditaires; ses enfants sont strumeux Quant à lui, il n'a eu, jusqu'à présent, d'autre affection que celle pour laquelle il vient aujourd'hui nous consulter, et qui en est à sa quatrième manifestation.

C'est un homme de petite taille, sans embonpoint, plutôt maigre et sec. Il a les cheveux rares sur le front, le facies coloré. Sujet aux inflammations catarrhales, il a très-féquemment des coryzas. C'est à la suite de ces derniers qu'il voit se déclarer l'affection dont il attribue la première atteinte à une coupure faite par le rasoir, et remontant à 15 ans.

La lésion commence toujours au-dessous de la narine droite, et se montre de préférence aux moments de froid, vers le mois de novembre.

La première atteinte, dans laquelle il a vu une succession de petites vésicules s'élever autour de la coupure, et remplacées par des croûtes qui tombaient et se reproduisaient rapidement, n'a cessé qu'au bout d'un an, pendant lequel il a pris des bains de vapeur et a subi huit épilations. Ajoutons, au sujet de ces dernières, qv'il avait pour épileur sa femme, qui n'en était alors qu'à son apprentissage d'un métier dans lequel nous allons la voir se perfectionner à mesure que les occasions de s'exercer vont devenir plus fréquentes.

La guérison s'est maintenue pendant cinq ans.

Au bout de ce laps de temps, récidive traitée par l'épilation et les bains de vapeur. Cette fois-ci l'opérateur, un peu plus expérimenté, en vient à bout en moins de temps, trois mois, et en moins de séances, trois seulement.

Après cinq nouvelles années de calme, seconde récidive qui occupe, à ce moment, toute la barbe. Même traitement, même durée.

La guérison se maintient alors pendant quatre ans.

C'est après cette période que se produit la quatrième atteinte qui nous amène le malade.

L'éruption actuelle a débuté, il y a trois semaines, par un petit bouton qui s'est montré sous la narine droite, à la suite d'un coryza. Bientôt se sont montrées plusieurs autres vésicules dont la rupture a livré passage à un liquide qui s'est concrété.

Aujourd'hui on constate, au-dessous de la narine droite, l'existence d'un petit placard d'eczéma, arrivant jusqu'à l'aile du nez, à droite, dépassant de 1 centimètre à gauche le sillon médian de la lèvre supérieure. De couleur rouge violacée, il présente çà et là des croûtes blanchâtres, peu épaisses, adhérentes.

Les poils qui les traversent, et ceux du reste du placard, sont longs, forts, très-solides ; leur arrachement est douloureux.

L'examen microscopique ne nous fait rien voir d'anormal.

Les démangeaisons ne sont pas très-vives.

On ne sent ni induration, ni épaississement du derme.

Depuis hier le malade est pris de douleurs occupant les articulations du membre supérieur et du membre inférieur gauches.

Les paupières supérieure et inférieure à droite sont dépourvues de cils. A gauche, cils très-rares en haut, absents en bas. Cet homme a eu de fréquentes blépharites. Il porte en outre, sur les deux cornées, des taies suite d'ophthalmies de l'enfance.

Ne pouvant le décider à entrer à l'hôpital nous lui donnons le traitement à suivre chez lui : cataplasmes de fécule de pomme de terre, épilation, douches de vapeur.

Huit jours plus tard nous le revoyons et constatons une épilation encore imparfaite : quelques poils sont cassés çà et là. Du reste, aucune irritation de ce chef, la surface nous apparaît rouge, humide, très-peu suintante, ridée et recouverte de perforations.

Aucune manifestation nouvelle. Au toucher, nous nous convainquons encore de l'absence absolue d'induration ou d'épaississement.

Nous maintenons les douches de vapeur et remplaçons les cataplasmes par une bande de caoutchouc. Nouvelle épilation.

Le 23 décembre, la surface encore un peu rouge ne présente rien d'autre. Continuation des mêmes moyens, moins l'épilation ; ceux-ci amènent au bout de quelques jours la guérison que nous constatons plus tard à notre tour.

Obs. II. — Très-nombreuses récidives.

Le nommé X..., maçon, âgé de 35 ans, est venu pour la première fois le 3 décembre à la consultation externe de M. Ernest Besnier, à Saint-Louis.

Son père a eu souvent des douleurs lombaires ; il a été soigné à Saint-Louis, pour une affection cutanée qui occupait la face.

Quant à lui, il a très-fréquemment des douleurs qui, partant des reins, s'irradient quelquefois jusqu'à l'épaule. L'an dernier, celles-ci l'ont obligé de garder le lit pendant six semaines, elles le prennent ordinairement deux ou trois fois dans l'année et le forcent d'arrêter tout travail pendant un ou deux septénaires.

Ce malade est grand, solide, bien constitué ; il n'a pas d'embonpoint, son système musculaire est bien développé.

Il a le tempérament sanguin, des maux de tête fréquents, des étourdissements passagers. La face présente de nombreuses varicosités sur le lobule du nez, les joues, les lèvres. Il a souvent des coryzas qui, toutefois chez lui, offrent peu de suintement ; il est sujet aux maux de gorge, tousse quelquefois.

Il boit fréquemment, se grise de temps en temps. Son travail est assez fatigant, mais pas à l'excès : il n'est pas surmené. En revanche, il est exposé au froid.

Il ne se fait pas raser la moustache depuis la première atteinte de l'affection. Il ne prise pas.

Aucune autre affection cutanée.

L'affection dont il est porteur a eu un très-grand nombre de récidives depuis dix ans qu'elle dure. Elle ne s'éteint presque jamais. Cependant la guérison se maintient quelquefois pendant plusieurs semaines ; elle a été une fois de quelques mois. Elle occupe son siége habituel ; mais depuis les dernières atteintes elle gagne parfois, lorsque le traitement n'est pas fait, toute la lèvre supérieure. Elle a atteint une fois tout le menton. Le traitement suivi jusqu'ici a consisté en cataplasmes, douches de vapeur, épilations.

L'affection se montre, de préférence, au commencement du printemps ; elle est plus intense en mars ou avril.

Quant à la récidive actuelle, elle a débuté il y a deux mois par un petit bouton, précédé de picotements qui, du reste, sont très-fréquents et intenses chez le malade. Ce petit bouton qui siégeait dans le sillon médian de la lèvre supérieure, immédiatement au dessous de la sous-cloison des fosses nasales, a été suivi de l'éruption d'un très-grand nombre de vésicules, de milliers, au dire du sujet. Le liquide qui remplissait celles-ci était d'abord transparent, puis n'a pas tardé à devenir louche, jusqu'au moment où elles se sont crevées. Toutes étaient traversées par des poils.

Les croûtes qui ont succédé à l'écoulement de la sérosité ont formé par leur confluence, un placard saillant blanc jaunâtre, dont la dimension ne dépassait pas sensiblement celle des précédentes atteintes.

Le malade est resté ainsi pendant deux mois, voyant les croûtes tomber, et se reformer aussitôt après, sans aucune tendance à l'amélioration. Il se décide enfin à venir à la consultation de Saint-Louis où nous constatons l'état suivant:

La lésion occupe une surface arrondie, d'un diamètre de 2 centimètres environ ; elle est située au dessous de la sous-cloison, dans le sillon médian de la lèvre supérieure qu'elle dépasse de chaque côté. Limitée en haut par l'orifice des narines qu'elle ne dépasse pas, elle arrive en bas à 1 centimètre au-dessus du bord libre de la lèvre ; sur les côtés elle arrive jusqu'aux ailes du nez où elle s'arrête.

Le placard qu'elle forme présente sur un fond rouge quelques croûtes clairsemées, blanc grisâtre, peu épaisses, sans grande adhérence ; une notable partie de celles-ci a été enlevée par le grattage.

Les poils qui traversent les croûtes, aussi bien que ceux qui en sont débarrassés, sont sains, vigoureux, non cassants ; leur arrachement est douloureux. Ils ont subi un changement complet de direction : recourbés en dedans et en haut, ils se dirigent vers les narines dont ils atteignent et dépassent l'orifice.

La surface libre présente une coloration rouge foncé ; on y voit de nombreuses perforations. Elle est humide, peu suintante, ridée superficiellement.

On ne constate ni induration, ni épaississement.

Au niveau du sillon naso-labial existe une fissure profonde, sèche en ce moment, mais ayant offert, nous dit le malade, un suintement assez abondant.

La plaque d'eczéma ne présente pas de limite bien tranchée, car la rougeur, bien moins intense toutefois, se prolonge vers les joues, mais sans lésion à ce niveau.

Les narines sont absolument indemnes. Cependant le malade ressent, depuis quelque temps déjà, des démangeaisons assez vives au niveau de la moitié supérieure de l'aile droite du nez.

Celles de la plaque ont toujours été très-vives : la chaleur les transforme en une cuisson semblable à celle d'une brûlure; et celle-ci est si intense parfois que le malade est obligé de suspendre momentanément tout travail.

Rien d'autre ailleurs.

Le traitement ordonné est le suivant : couper les poils aux ciseaux, bande de caoutchouc élastique, épilation.

Huit jours après nous revoyons notre homme. Il met son caoutchouc en rentrant de travailler, passe la nuit avec.

Il s'est fait épiler il y a quatre jours.

La plaque est à ce moment débarrassée des croûtes. Elle nous apparaît toujours violacée, sans rien de nouveau.

Il n'y a plus de suintement, les rides sont assez nombreuses, sans épaisseur. L'épiderme est tendu, aminci, mais sans induration sous-jacente.

On continue l'application de la bande de caoutchouc, en y adjoignent les douches de vapeur.

Après un septénaire, les poils n'ayant pas encore repris tous leurs caractères, nous faisons faire une nouvelle épilation, tout en continuant comme ci-dessus.

Du reste, les choses vont bien, et la surface perd de sa coloration qui est moins foncée.

Efin, le 29 décembre, les surfaces sont presque revenues à leur état normal : l'épiderme reste seulement un peu aminci et coloré. Quant aux poils, ils repoussent rapidement, mais comme ils n'ont pas encore repris leur direction, nous recommandons au malade de revenir encore se faire épiler.

Obs. III. — Récidives multiples.

Le nommé Pierre P..., âgé de 52 ans, exerçant le métier de tailleur de pierres, entre le 23 décembre à Saint-Louis, dans le service de M. Ernest Besnier.

Son père est mort d'un cancer de l'estomac. Un de ses frères a été traité à Saint-Louis pour une éruption dont il ne peut rien nous dire.

Quant à lui, il a eu tout jeune une affection cutanée généralisée, dont il a conservé jusqu'à l'âge de 16 ans des traces derrière l'oreille.

Depuis, diverses éruptions aux bras, au jambes, au tronc : celles-ci venaient au moment des grandes chaleurs et disparaissent rapidement.

L'année dernière il a eu dans le genou droit des douleurs qui lui ont duré quelques jours.

Sujet grand, vigoureux, bien bâti, à système musculaire bien développé, sans embonpoint

La face présente quelques varicosités. Les cheveux sont clairsemés sur le milieu de la tête. Epistaxis fréquentes. Peu sujet aux coryzas, il toussait avant l'application de la flanelle.

Il transpire facilement et abondamment, a dans les jambes des crampes souvent répétées.

Il prisait et se rasait lui-même avant son eczéma.

Il ne fait aucun excès, ni de table, ni de boisson. Son travail est fatigant, mais il n'est pas surmené. Toutefois, celui-ci se faisant en plein air, il est exposé à toutes les variations atmosphériques.

Ce malade en est à sa quatorzième récidive, traitée à Saint-Louis. Mais avant il en avait eu bien d'autres, la première atteinte datant de 26 ans. Et ces dernières il les soignait, et les guérissait, dit-il, par l'application d'une pommade composée par parties égales de saindoux, de souffre et d'alun. Celle-ci qui, du reste, n'était efficace qu'autant que le saindoux provenait d'un porc mâle, jouissait, à l'époque, d'une grande faveur parmi les tailleurs de pierre, ses amis. Guérissant à peu près toutes les éruptions cutanées, elle débarrassait notre homme en neuf jours. Elle n'a malheureusement pas conservé sa merveilleuse influence, aussi celui-ci en a-t-il été réduit à venir réclamer les secours des médecins de Saint-Louis.

L'affection avait primitivement débuté par un petit bouton que le malade crevait, qui revenait, et qu'enfin le coiffeur avait coupé avec son rasoir. Elle occupait le sillon médian de la lèvre supérieure. Une fois, elle a occupé toutes les moustaches ainsi que le menton. Ce furent alors des boutons blancs, qui restaient un, deux jours, à la suite desquels se formaient des croûtes, des crevasses. Il existait en même temps de vives démangeaisons. A la suite de cette atteinte, qui fut encore traitée et guérie par la même pommade, le malade resta dix-huit mois sans rien voir reparaître.

Puis vinrent de nouvelles récidives, rebelles cette fois à la médication jusqu'ici employée. Ce fut alors que le malade songea à venir à Saint-Louis où les éruptions suivantes furent soumises à l'épilation. Ajoutons toutefois qu'à côté du traitement hospitalier il employait encore le sien qu'il avait de la peine à abandonner entièrement, ce qu'il n'a fait que depuis les trois ou quatre dernières récidives, soumises aux cataplasmes, aux douches de vapeur et à l'épilation.

L'affection se montre de préférence en automne et au printemps, disparaît pendant les chaleurs. Elle débute toujours au-dessous de la sous-cloison et ne dépasse pas sensiblement ses dimensions et ses limites primitives. Quoique traitée au dehors elle guérit rapidement par l'emploi des moyens indiqués plus haut. Elle est toujours précédée de démangeaisons, de rougeur avant la venue du petit bouton.

La lésion actuelle a débuté il y a deux mois, au moment du froid. Depuis cette époque jusqu'à aujourd'hui, succession ininterrompue de petits boutons peu nombreux, et de croûtes minces, blanchâtres.

En ce moment, il porte au dessous de la sous-cloison, dans le sillon médian de la lèvre supérieure, qu'il déborde de quelques millimètres de chaque côté, un tout petit placard arrondi, de 1 centimètre de diamètre. A droite et à gauche de lui, au-dessous de l'orifice de chaque narine, deux petits placards de dimension à peu près égale à celle du premier. Ils sont tous recouverts d'une croûte traversée par des poils. Dans les intervalles qui les séparent, la peau est rouge, humide. Ce qui tendrait à nous prouver, et du reste le malade le confirme, que cette séparation n'est que mécanique : les croûtes ont été en partie enlevées par le grattage.

Les limites de la lésion, croûtes et rougeur, sont, en haut, l'orifice externe des narines dont le droit est cependant un peu dépassé; en bas 1 centimètre au dessus du bord libre de la lèvre ; à droite et à gauche, l'aile du nez. La bordure est nette, tranche brusquement avec les parties voisines.

Ces trois petits placards aplatis, peu saillants, sont formés par des croûtes agglomerées, jaune pâle, peu épaisses, peu adhérentes à droite, un peu plus à gauche, dont l'enlèvement est douloureux.

Les poils qui les traversent sont engaînés. Leur aspect est normal ; ils sont nombreux, bien nourris, viennent à la pince sans casser ; leur arrachement est douloureux. A l'examen microscopique tout est normal. Quelques-uns dans la partie supérieure sont un peu déviés vers la narine : aucun n'y pénètre franchement.

Quelques croûtes existent aussi dans la narine droite, mais ne remontent pas à plus d'un demi centimètre. Il n'y en a pas dans la gauche. Du reste, il n'y a jamais rien eu dans les fosses nasales, à aucune époque de l'affection.

On fait couper les poils aux ciseaux, puis appliquer des cataplasmes de fécule et administrer des douches de vapeur matin et soir.

Le 24. Rien de nouveau Les croûtes se ramollissent. Même traitement.

Le 25. Les croûtes sont en partie tombées. Même traitement.

Le 26. La surface presque entièrement nettoyée se présente alors sous la forme d'une plaque rouge foncé, humide, ridée, à petites perforations multiples.

Une fissure profonde sépare la sous-cloison de la lèvre supérieure.

La malade l'a remarquée dans les précédentes atteintes.

Nous ne trouvons ni induration, ni épaississement du derme.

Toujours cataplasmes et douches de vapeur.

Le 27. Epilation.

Le 28. Quelques poils ont été cassés. Pas d'irritation.

On continue les douches de vapeur ; on remplace les cataplasmes par la bande de caoutchouc.

Le 31. La surface perd de plus en plus sa coloration : il n'y a plus ni croûtes ni humidité.

8 janvier. La région malade a repris sa coloration normale sous l'influence du traitement.

Le 16. En attendant une nouvelle épilation, on badigeonne la partie précédemment atteinte, à la teinture d'iode, pour tâter sa susceptibilité.

Le 23. Le badigeonnage plusieurs fois répété n'a rien amené. Le malade est épilé; guéri le lendemain.

Revu le 30. On a encore constaté une guérison absolue.

OBS. IV. — Deuxième atteinte.

X..., marchand de vins, âgé de 60 ans, est venu pour la première fois le 5 décembre à la consultation interne de M. le docteur Ernest Besnier.

Il n'y a pas d'antécédents héréditaires.

Personnellement, il n'a pas fait de maladie antérieure. Il a seulement de fréquents coryzas; il est porteur d'hémorrhoïdes, très-sujet à la constipation.

C'est un homme fort, bien musclé, trapu, d'un embonpoint marqué.

Il a le facies coloré, mais sans varicosités, les cheveux abondants ; il jouit d'un appétit modéré.

Sa profession l'oblige à boire fréquemment, mais il ne fatigue pas, ne fait pas d'excès.

Il avait l'habitude de priser avant la première atteinte de son mal, mais y a renoncé depuis. Il a aussi cessé de se faire raser à cette époque.

L'affection a débuté, il y a neuf ans, par une éruption dans toute la barbe de petits boutons auxquels succédaient de petites croûtes. Le tout disparaissait au bout de peu de temps, pour se reproduire ensuite. Il ne suivait aucun traitement. Cet état a duré ainsi un an environ.

Alors s'est montré, au-dessous de la narine gauche, un petit bouton qui a suppuré. Le malade est allé à ce moment consulter un certain nombre de médecins qui lui ont fait prendre des sirops, des potions, etc. ; le bouton a disparu, mais la guérison n'était pas complète : la surface restait rouge, recouverte de pellicules. Il s'est rendu à Aulus où il a fait une saison de un mois ; il en est revenu dans le même état : succession continue de boutons blancs et de croûtes. A son retour, il va consulter Bazin qui le reçoit dans son service à Saint-Louis, et lui donne du sirop alcalin, des bains alcalins et des cataplasmes de fécule. Au bout de six semaines de ce traitement il est obligé de sortir, incomplétement guéri. Chez lui, il fait usage d'une pommade qui l'a entièrement débarrassé. Les surfaces devinrent aussi nettes qu'avant l'éruption. La guérison a duré un an, après lequel l'affection est revenue, et, depuis quatre ans et demi elle ne s'est jamais éteinte. Il a encore consulté un grand nombre de médecins, est allé à Uriage, sans jamais arriver à guérir Enfin il revient à Saint-Louis.

A ce moment, il porte au-dessous des deux narines et de la sous-cloison une large plaque rouge, occupant toute la lèvre supérieure, entre les narines et le bord libre d'une part, de l'autre s'étendant jusqu'aux ailes du nez. La surface qu'elle occupe est quadrangulaire, à niveau, rouge violacé, ridée, sèche, sans fissures, mais avec des lignes bien marquées. Çà et là se voient quelques croûtelles et quelques petites vésicules blanchâtres, isolées, très-peu nombreuses, traversées par des poils. Ceux-ci sont clairsemés, mais ont toujours été ainsi en cet endroit comme dans le reste de la moustache. L'arrachement à la pince est douloureux; cependant, quoique sains, ils n'ont pas toute leur solidité habituelle.

On constate un très-léger épaississement de l'épiderme, sans aucune trace d'induration du derme.

Les démangeaisons sont intermittentes, peu fréquentes, peu intenses.

La lésion ne s'arrête pas à l'orifice des narines. Elle pénètre dans celle-ci et a envahi la sous-cloison des deux côtés : elle s'arrête manifestement à 1 centimètre environ au-dessus de la limite cutanée. La muqueuse en ces points est violacée et présente quelques croûtelles.

Au-dessous de la commissure gauche, petit placard d'eczéma, de 2 centimètres de long sur 1 de large, rouge, sec, couvert de quelques petites croûtes.

Traitement : Cataplasmes de fécule, douches de vapeur. Epilation.

12 décembre. La surface épilée présente quelques poils cassés : aucune modification autre que la disparition des croûtelles. Pas de nouvelles vésicules; pas d'inflammation.

Le 19. Les poils sont revenus solides : examen microscopique négatif. La surface est toujours violacée, ridée, absolument sèche.

Bande de caoutchouc ; sirop alcalin ; douches de vapeur ; nouvelle épilation.

Le 26. Même état de la surface. Quelques poils repoussés, quelques croûtelles. Même traitement.

3 janvier. La guérison n'avance pas. Le malade ne venant qu'une fois par semaine à Saint-Louis, le traitement n'est pas surveillé et n'est peut-être pas exactement suivi. Aussi l'engage-t-on à rentrer, ce qu'il fait le lendemain.

Le 9. Nouvelle épilation.

Le 10. Légère miliaire d'épilation. Toute la surface lésée est touchée avec un pinceau imbibé de solution de nitrate d'argent au vingtième. La raison de cette application réside dans l'ancienneté de la maladie, sa ténacité particulière.

Le 17. Le placard d'eczéma présente une ténacité particulièrement exceptionnelle. Bien que la rougeur, les croûtes, les fissures aient diminué, et que le malade ait été épilé trois fois, l'affection ne peut encore être considérée comme guérie. On badigeonne la surface avec une solution de nitrate d'argent au dixième.

Le 20. Le malade sort. Quoique améliorée l'affection n'est pas guérie.

Nota. Le malade est revenu quelques semaines après à Saint-

Louis. Il avait continué son traitement par les cataplasmes et les douches de vapeur. L'affection avait marché à grands pas vers la guérison : la surface lésée ne présentait plus qu'un très-léger érythème sans vésicules, ni croûtes, ni suintement, et les poils avaient repoussé.

Obs. V. — Première atteinte.

Le nommé X..., cocher, âgé de 49 ans, entre le 20 janvier à Saint-Louis, dans le service de M. Ernest Besnier.

Il n'a pas d'antécédents héréditaires.

Quant à lui, gourmes de l'enfance, eczéma des doigts il y a quelques années.

Sujet robuste, bien musclé, embonpoint marqué. Il a le facies coloré, les cheveux rares sur le milieu de la tête. Il transpire fréquemment, est facilement essoufflé. Il a des hémorrhoïdes ; il est dyspeptique. Très-sujet aux bronchites ; tous les hivers il est atteint de coryza : son nez coule beaucoup alors. Il a souvent des névralgies frontales.

Il prise très-rarement, se fait raser.

Il boit assez, mais sans se griser. Son travail est très-fatigant et de plus l'expose à tous les temps.

L'an dernier il a eu, à la suite d'un coryza, de la rougeur sans boutons, au-dessous de la narine gauche.

L'affection actuelle date de 4 mois. A ce moment il était atteint de coryza. La lésion a débuté dans la narine gauche par de petits boutons blancs qui ont bientôt dépassé l'orifice de celle-ci qui coulait beaucoup plus que la droite.

L'éruption avait été précédée de démangeaisons.

Aujourd'hui, la lésion occupe le dessous de la narine gauche, arrive jusqu'au sillon médian qu'elle dépasse de quelques millimètres à droite. Elle est limitée à 1 centimètre en avant de l'aile du nez à gauche, dépasse à droite le sillon médian d'environ 1 centimètre et demi ; en bas elle arrive à 1 centimètre au-dessus du bord libre de la lèvre supérieure ; en haut, elle envahit la narine gauche dans laquelle elle remonte jusqu'à une hauteur sensible de 2 centimètres environ.

Au-dessous de la sous-cloison existe une grosse croûte blanc grisâtre, adhérente ; sur les côtés quelques croûtelles. Le reste de la surface lésée, qui a environ les dimensions d'une pièce de deux francs, est rouge, humide, suintant. La bordure en est bien tranchée.

Les poils, normaux, solides, vigoureux, viennent à la pince sans casser et avec douleur. Leur direction est normale.

L'examen microscopique les fait voir absolument indemnes.

Les démangeaisons sont intermittentes, peu intenses.

Il existe un peu d'eczéma aux commissures.

Traitement. Cataplasmes de fécule, douches de vapeur.

24 janvier. Surface presque entièrement nettoyée, rouge, encore un peu suintante. Fines perforations.

On ne constate ni induration, ni épaississement sous-jacent. Même traitement ; épilation.

Le 29. Surface encore rouge. Epilation bien faite : aucune irritation. Cataplasmes, douches de vapeur.

7 février. Etat très-satisfaisant. Le traitement est toujours continué. Badigeonnage à l'huile de cade.

Le 10. Le malade sort en très-bon état, absolument débarrassé.

Obs. VI. — Plusieurs récidives.

Le nommé Michel, âgé de 35 ans, exerçant le métier de bardeur, entre le 28 octobre à Saint-Louis dans le service de M. Ernest Besnier.

Sa mère est asthmatique. Quant à lui, il n'a pas d'antécédents. Il ne prise pas, ne se fait pas non plus raser. Il a déjà eu, depuis 4 ans que l'affection a débuté, plusieurs récidives.

La lésion actuelle a débuté, il y a 3 mois, à la suite d'un coryza, par un petit bouton au-dessous de la sous-cloison. Puis les lésions se sont peu à peu agrandies.

Avant d'entrer, il a coupé sa moustache aux ciseaux, fait des applications locales de beurre et posé des cataplasmes.

Aujourd'hui, les lésions occupent une surface arrondie, de la dimension d'une pièce de un franc, située à la lèvre supérieure, au-dessous de la narine droite, mais empiétant sur le sillon médian qu'elle déborde un peu à gauche. Les limites en sont nettes.

Les lésions ne pénètrent pas dans les fosses nasales. Le malade ayant eu tout récemment un coryza a remarqué que la narine droite coulait plus que la gauche.

La surface atteinte est recouverte de croûtes jaunes, épaisses, adhérentes. Les poils qui les traversent ne sont pas cassants ; ils sont engaînés à leur naissance et leur extirpation est douloureuse.

Le tissu sous-jacent n'est ni induré, ni épaissi.

Au niveau de la sous-cloison existe une fissure creusée au fond du sillon qui la sépare naturellement de la lèvre supérieure.

Ganglion sous-maxillaire droit, dur et indolent.

29 octobre. Le malade est soumis au traitement interne par les alcalins. Localement, on applique des cataplasmes de fécule ; on administre deux douches de vapeur quotidiennes.

1er novembre. On envoie le malade à l'épilation. Celle-ci ne produit que peu d'irritation. Il ne reste plus que de la rougeur ; pas de suintement, pas de nouvelle formation vésiculeuse. Continuation des cataplasmes, des douches de vapeur.

Le 9. Rien de nouveau. La surface se décolore rapidement et le malade sort avec un peu de rougeur seulement.

Obs. VII. — Deuxième atteinte.

Le nommé C..., terrassier, âgé de 29 ans, entre le 11 février à Saint-Louis, dans le service de M. Ernest Besnier.

Il déclare que son affection n'est que la récidive d'une première atteinte remontant à l'été dernier.

Elle a débuté il y a trois mois et demi par un petit bouton situé au-dessous de l'aile droite du nez.

Les lésions se sont progressivement, étendues et aujourd'hui le sillon médian de la lèvre supérieure, la partie postérieure des deux narines et de la sous-cloison présentent une surface encombrée de poils et de croûtes blanchâtres, peu épaisses, adhérentes. Les poils qui les traversent viennent à la pince sans casser, et les croûtes une fois enlevées on aperçoit la peau humide, ridée, suintante et criblée de perforations.

Il existe de faibles démangeaisons intermittentes.

Ni induration, ni épaississement sous-jacent.

12 février. La surface malade est recouverte de cataplasmes de fécule ; on la soumet à l'action des douches de vapeur.

Le 18. Epilation.

Le 19. Plusieurs poils ont été cassés, mais actuellement la lèvre supérieure est nette, sans suintement, complétement blanchie. Une nouvelle épilation sera nécessaire. Caoutchouc.

Le 25. L'épilation a été faite ; il s'est produit très-peu d'irritation. Les surfaces épilées sont nettes, présentent à peine çà et là une ou deux petites vésicules. Un peu de rougeur.

Le malade sort.

Obs. VIII. — Quatrième et cinquième récidive.

Nous avons, dans l'espace de quatre mois, vu ce malade pour deux récidives presque successives. C'est un homme de 30 ans, ouvrier tailleur, sans autres antécédents que trois atteintes antérieures de l'affection.

— La première fois qu'il est entré, le 12 août, il était porteur d'une plaque d'eczéma, occupant la partie médiane de la lèvre supérieure, dont le début survenu à la suite d'un coryza remontait à trois semaines. Ce placard arrondi, de 1 centimètre de diamètre, était situé au-dessous de la sous-cloison, dans le sillon médian de la lèvre, qu'il débordait de quelques millimètres de chaque côté, sans empiéter nullement sur les fosses nasales. Le malade est sujet à de fréquentes céphalalgies.

13 août. Il est soumis au traitement habituel : cataplasme de fécule de pomme de terre, douches de vapeur, épilation.

Le 20. L'épilation a été répétée deux fois. Après la première, on a remplacé les cataplasmes par la bande de caoutchouc qu'il porte encore.

Guérison et sortie le 26 août.

Après une guérison de deux mois se produit la cinquième récidive. Celle-ci, survenue il y a quinze jours, reconnaît encore pour cause un coryza.

Au moment de l'examen, 5 novembre, on constate dans le sillon médian de la lèvre supérieure, débordé de part et d'autre, l'existence d'un petit placard eczémateux qui pénètre dans la narine droite dont il occupe le pourtour. Sur la surface lésée sont de minces croûtes embrassant la base des poils ; il y a en outre un suintement assez abondant; on aperçoit de fines perforations cutanées.

Les démangeaisons sont assez vives.

Les poils sont solides, viennent engaînés à la pince.

On constate un très-léger épaississement de la lèvre dans la partie lésée.

Le malade sort guéri le 16 novembre après avoir été soumis au même traitement que dans l'atteinte précédente.

Obs. IX. — Première atteinte.

Le nommé Edmond J..., employé, âgé de 23 ans, entre le 6 mai à Saint-Louis, salle Saint-Léon, service de M. Ernest Besnier.

Il y a deux ans qu'il est atteint de son affection cutanée, à laquelle il ne peut attribuer aucune cause appréciable.

Sans antécédents héréditaires, il a eu à l'âge de 13 ans une affection du cuir chevelu qui a disparu au bout de 3 mois. En outre, à 21 ans, il a présenté, étant au service militaire, quelques adénites non suppurées du cou, qui ont cédé à l'emploi d'un traitement anti strumeux.

Depuis deux ans que cette affection dure, il a cherché à la combattre par une médication aussi variée que peu efficace : tisanes, remèdes dépuratifs, pommades anti-herpétiques, anti-parasitaires, cautérisations. Aucune guérison, même temporaire, n'a été obtenue.

Actuellement, 7 mai, le malade est porteur, sur la partie moyenne de la lèvre supérieure, dans une étendue d'environ 5 centimètres transversalement, et sur toute la hauteur de la face cutanée de la lèvre, d'un placard d'eczéma rouge, peu suintant, qui présente quelques croûtelles, quelques vésicules et s'arrête très-exactement à 1 ou 2 millimètres du bord libre de la lèvre, de même que supérieurement il ne dépasse pas l'orifice des narines.

Les poils sont nombreux, vigoureux, viennent à la pince sans casser.

Légères démangeaisons.

Traitement, cataplasmes, douches de vapeur.

Le 9. Epilation qui ne donne lieu à aucune irritation; continuation du même traitement.

Le 17. Amélioration très-sensible. Pas de nouvelles vésicules.
Le 20. Il ne reste ni croûtes ni suintement. Le malade sort.

Obs. X. — Très-nombreuses récidives.

Il y a trente-cinq ans que le malade a été atteint pour la première fois de l'affection qui l'amène aujourd'hui, 3 juin, à l'hôpital Saint-Louis. Il y fut alors traité par l'épilation seule et sortit guéri.

Depuis, les récidives ont été extrêmement fréquentes et nombreuses chez cet homme qui a actuellement 57 ans. Toutes cessaient par l'épilation qu'il avait pris l'habitude de se faire lui-même. Par ce procédé il obtenait des guérisons dont la durée n'excédait en général pas trois semaines. Il prenait en même temps quelques bains de vapeur.

Il y a deux mois, la récidive s'est produite comme d'habitude, mais elle n'a pas cédé cette fois-ci à l'épilation. Elle a même dépassé ses anciennes limites.

En ce moment, elle occupe le sillon médian de la lèvre supérieure, de quelques millimètres au-dessus de son bord libre, au point où naît la sous-cloison que les lésions respectent absolument.

Celles-ci, au contraire, pénètrent dans les deux narines jusqu'à une hauteur qu'on ne peut exactement préciser. Elles consistent en des croûtes épaisses, jaunâtres, enchâssant les poils et obstruant l'orifice des fosses nasales. Le suintement est peu abondant; çà et là quelques petites pustules centrées par des poils.

Ces derniers viennent facilement à la pince sans cassure et sans gaîne.

Les tissus sous-jacents ne sont ni indurés, ni épaissis.

Dans la région scapulaire gauche, petit placard eczémateux, de la dimension d'une pièce de cinquante centimes, et qui aurait, au dire du malade, vingt ans d'existence.

Celui-ci est en outre atteint de rhumatisme chronique. Plusieurs de ses enfants ont eu des affections cutanées.

7 juin. Traitement : eau de Vichy à l'intérieur; localement, cérat, cataplasmes de fécule, douches de vapeur.

Le 15. Amélioration ; épilation qui n'est suivie d'aucune irritation notable.

Le 25. Guérison, sortie.

Obs. XI. — Première récidive.

Le 24 juin entre dans notre service, à Saint-Louis, un nommé J..., employé, âgé de 27 ans.

Sans antécédents, ni personnels, ni héréditaires, ce malade qui porte habituellement toute sa barbe l'a fait, il y a un an, couper et raser chez un perruquier. Quelques jours après, de petits boutons sont apparus autour d'une érosion faite par le rasoir au-dessous de la narine droite. Puis se sont montrées des croûtes. Le tout a eu une durée de 6 mois pendant lesquels il y a eu application de diveres pommades.

Depuis, apparition de temps en temps de quelques petits boutons isolés ; ensuite, pendant six mois, période de calme complet. Puis nouveaux boutons en nombre plus ou moins considérable, du mois d'avril jusqu'à aujourd'hui.

Actuellement on constate que l'espace occupé par la lésion est limité à la moitié droite de la lèvre supérieure, sans dépasser le sillon médian. On y trouve comme éléments, de petites saillies ayant à leur centre une vésicule remplie d'un liquide jaunâtre, louche ; sur d'autres saillies les vésicules sont excoriées. Enfin le liquide a donné lieu, en se coagulant au-dessous de la narine droite, à une croûte épaisse, jaunâtre, à surface mamelonnée, traversée par les poils qui sont sains, non cassants, douloureux à l'arrachement.

Démangeaisons dans la première période d'évolution des boutons.

Traitement : cataplasmes, douches de vapeur.

Le 26. Epilation.

Le 27. Epilation incomplète : quelques poils cassés. Caoutchouc, douches de vapeur.

2 juillet. Deuxième épilation. Le traitement précédent est continué jusqu'au 7 juillet, époque de la sortie du malade complétement guéri.

Obs. XII. — Première manifestation complète.

J..., âgé de 28 ans, journalier, entre le 15 avril à Saint-Louis, salle Saint-Léon, service de M. Ernest Besnier.

Saus antécédents héréditaires, il est syphilitique.

La lésion qu'il porte à la lèvre supérieure a débuté, il y a neuf ans, par un petit bouton situé à l'extrémité postérieure de la sous-cloison. Ce bouton paraissait, disparaissait. Dans ces dernières années, la lèvre supérieure et la portion cutanée des fosses nasales ont présenté quelques petits boutons.

Traitée il y a deux ans par du sirop alcalin et de la pommade soufrée, la lésion disparaît alors pendant quelques temps. Aujourd'hui, en constate que chaque orifice pileux est occupé par une petite vésicule acuminée, et par une croûte qui a succédé à la dessiccation de la sérosité de la vésicule. Ces vésicules ou ces croûtes sont agglomérées dans le sillon médian de la lèvre supérieure et de chaque côté de lui, sur une étendue de 1 centimètre carré.

Les poils sont absolument indemnes.

Il n'y a ni induration, ni épaississement au-dessous.

Traité par les cataplasmes de fécule, les douches de vapeur et l'épilation, le malade reste à l'hôpital jusqu'au 20 mai, où il sort très-amélioré.

Obs. XIII. — Deuxième atteinte.

Le 4 mars entre à la salle Saint-Léon le nommé Auguste, journalier, âgé de 44 ans. Il vient pour une récidive de l'affection qui lui a fait faire l'an dernier un séjour de trois semaines dans le même service. Il avait alors subi le traitement habituel par les cataplasmes, les douches de vapeur, l'épilation.

Il est sans antécédents héréditaires ou personnels.

Actuellement, il est porteur d'un petit placard d'eczéma, occupant la partie moyenne de la lèvre supérieure, juste au-dessous de la sous-cloison, et dissimulé par les poils de la moustache.

Les narines sont indemnes.

Il n'y a ni induration, ni épaississement du tissu sous-jacent.

mars. Traitement : douches de vapeur, cataplasmes, épilation.

Le 13. L'épilation n'a déterminé aucune irritation ; plusieurs poils ont été cassés.

Le 18. Disparition des croûtes, du suintement. Guérison apparente complète.

Obs. XIV. — Première récidive complète.

L..., ébéniste, âgé de 22 ans, entre le 4 mars à Saint-Louis dans le service de M. Ernest Besnier. Il est amené pour la seconde fois en un an, par une affection de la moustache.

Depuis deux ou trois ans, ce malade présentait souvent quelques petites vésicules disséminées dans la moustache et sur les joues ; mais l'affection n'a débuté avec tous ses caractères qu'au mois de mars 1877. Traitée alors à la salle Saint-Léon, elle a disparu en une quinzaine de jours, à la suite d'un traitement par les douches de vapeur et les cataplasmes de fécule.

Il y a un mois et demi, elle a récidivé. Il s'agit en ce moment d'un petit placard d'eczéma qui occupe la partie moyenne de la lèvre supérieure. Les croûtes enchâssent et réunissent les poils de la partie médiane de la moustache et se prolongent dans les narines à une hauteur qu'on ne peut déterminer. Le malade présente aussi de l'herpès præputialis.

6 mars. Douches de vapeur, cataplasmes. Epilation.

Le 11. Amélioration. Sortie.

Obs. XV. — Première atteinte complète.

Le 20 février entre dans le service de M. Ernest Besnier, à l'hôpital Saint-Louis, un nommé X..., contrôleur d'omnibus, âgé de 30 ans.

Sujet fort, robuste, à facies coloré, à cheveux rares sur le front. D'un tempérament sanguin, il a de fréquents coryzas. Son travail le tient continuellement au dehors où il est exposé à toutes les variations atmosphériques.

Pendant trois ans, à tous les mois de novembre, lui poussait dans le sillon médian de la lèvre supérieure, un petit bouton qui restait pendant trois semaines puis disparaissait.

Cette année-ci encore, à la même époque, nouveau petit bouton qui cette fois a été, au bout d'un certain temps, suivi d'un grand nombre d'autres.

Aujourd'hui, nous constatons un placard arrondi, saillant, limité en haut par les narines, en bas à 1 centimètre du bord libre, à gauche par l'aîle du nez, à droite, à 1 centimètre au delà du sillon médian. Ce placard est formé par un amas de croûtes très-adhérentes, d'aspect brunâtre, traversées par les poils. Ceux-ci sont solides, résistants, et s'arrachent avec douleur.

Traitement : Cataplasmes, douches de vapeur.

25 février. A cause de la grande adhérence et de l'épaisseur de l'agglomérat croûteux, il a fallu cinq jours pour le faire tomber — Actuellement, surface arrondie, violacée, ridée et recouverte de fines perforations, peu suintante et nettement limitée. Poils en très-bon état.

Le tissu sous-jacent n'est ni épaissi, ni induré.

Epilation.

Le 26. L'épilation vient d'être faite. Pas d'irritation ni de miliaire.

Cataplasmes, douches de vapeur. A l'intérieur, eau de Vichy, sirop alcalin.

Sous l'influence de ce traitement intus et extra, continué pendant quelques jours encore, la lésion diminue de plus en plus et le malade sort le 10 mars, entièrement guéri.

Obs. XVI. — Plusieurs récidives.

Ce malade âgé de 38 ans, journalier, entre le 18 mars à l'hôpital Saint-Louis, pour la septième ou huitième récidive d'un eczéma de la lèvre supérieure.

Il porte actuellement deux placards, l'un au-dessous de la sous-cloison, dans le sillon médian de la lèvre, l'autre sur le côté droit, tout près de la lèvre. Entre les deux, la peau n'a rien.

Il sort amélioré le 25 mars, après l'application de cataplasmes et l'épilation.

Obs. XVII. — Première atteinte.

Cet homme, fondeur, âgé de 44 ans, entre le 30 octobre, atteint de la gale. Frotté et guéri le lendemain.

Il attire alors l'attention par une petite plaque d'eczéma qu'il porte à la partie moyenne de la lèvre supérieure, dans le sillon médian qu'elle déborde légèrement.

Cette surface est détergée par des cataplasmes de fécule et des douches de vapeur, puis maintenue nette et propre par une bande de caoutchouc élastique, enfin épilée.

Le malade sort guéri le 11 novembre.

Paris. — A. PARENT, imp. de la Faculté de Médecine, r. M.-le-Prince, 29-31.

www.ingramcontent.com/pod-product-compliance
Ingram Content Group UK Ltd.
Pitfield, Milton Keynes, MK11 3LW, UK
UKHW020207200726
13856UKWH00003B/1247

9 782011 910615